がんでも歩こう!

キャンサージャーニーを豊かにする運動のすすめ

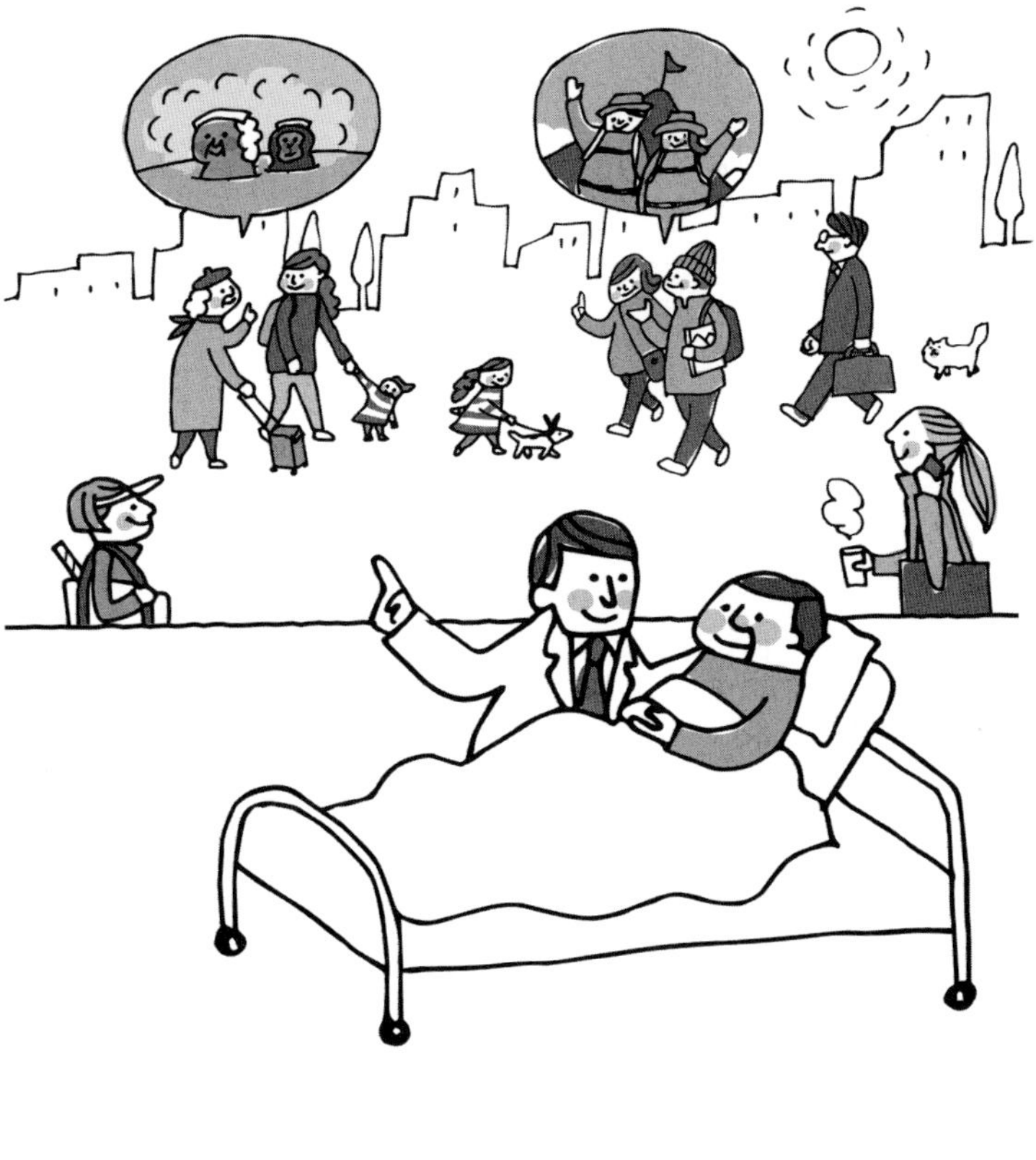

編著／大島和也　ベルランド総合病院リハビリテーション科部長
岩瀬　哲　埼玉医科大学病院救急科・緩和医療科教授
監修／ロコモ チャレンジ! 推進協議会
がんロコモワーキンググループ

本書のねらい

帝京大学整形外科主任教授　河野 博隆

がんになると、多くの人の意識は「がん」に支配されてしまいます。がんはすべての判断に先入観を与えてしまいます。

がんになると、それまでの生活は一変し、がんを治療することがすべてに優先されて生活の中心になります。そして多くの人が、がんが身体から完全になくなるまで闘い続けようとします。ときには仕事や生活を犠牲にしてまでも、がんとの闘いを強いられることもあります。がんは治さなくてはいけない病気と、医師を含めた多くの人が思い込んでいるからです。

がんは根治できることが理想です。しかし、治療法の発達によって、たとえ根治できなくても病気の勢い

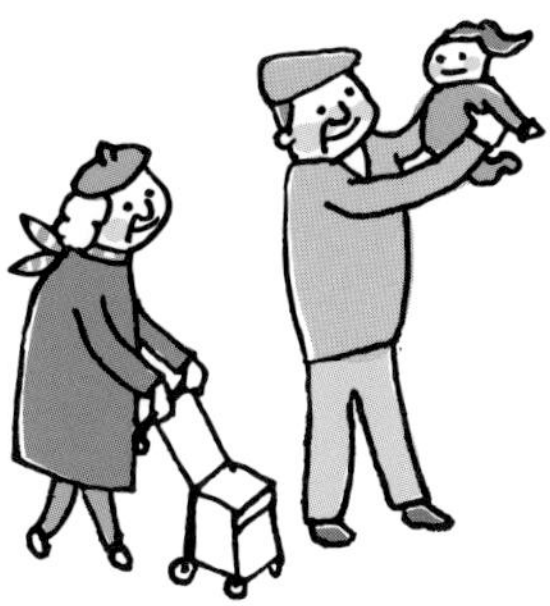

を制御できる種類のがんも増えてきています。多くのがん種で「がんとの共存」期間が延長したため、がんを慢性疾患としてとらえ、その期間の生活の質（ＱＯＬ）を重視する大きな発想の転換（パラダイムシフト）が医療界で生じているのです。

　残念ながら根治できないことが判明し、残りの人生をがんとともに生きていくことが宣告されたら、私たちはその事実をどのように受け止め、どう考えればよいのでしょうか。評論家の小林秀雄は「人間は生まれたときから死に向かって歩いていく旅人のようなもの」と述べています。山あり谷ありの「キャンサージャーニー（がんの旅路）」をたどることになるわけです。落ち着いて考えてみれば、この世に生を受けた人間の死亡率は１００％です。たとえ、がんが根治できても永遠のいのちが保証されるわけではないのです。人生の長さが限定されてしまうのは悲しいことですが、決して短くはない残された時間をどのように過ごすかに目を向けなければいけません。

　「終わりよければすべてよし」といわれます。人生を決めるのは、人生の最期＝人生の終わり方という見方もある

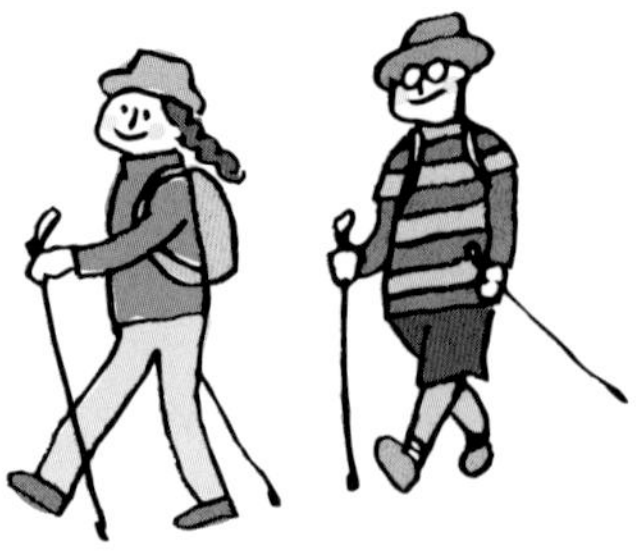

と思います。どんなに名誉と地位と財産があっても、意に反する最期を迎えては幸せな人生だったとはいえません。

「死」を意識することなく、ある日突然ポックリ逝きたいという方がいます。一方、人生の終わりは時間をかけて自分自身で悔いなく整理してから逝きたいという方もいます。がんは人生の終わりを規定してしまう「恐ろしい」疾患です。しかし、人生の終わりを準備する時間を与えてくれ、その舞台の準備もできる病気ということもできます。

しかし、がんになると医師も患者さんも、診断から最期の時まで終始「がんの治療」に目を奪われてしまいます。緩和ケアでも、痛みを抑えることや食べることが重視されています。痛みを抑えることや食事はもちろんとても重要ですが、それだけが目的になっていては達成できないことがたくさんあります。自分の生活を続け、がんの治療を継続し、人生の最期を迎える直前まで家族や友人と過ごすために欠かせない要素は何でしょうか？

これが「歩ける」ことだという事実に、多くの医療者は気づいていないか、気づいていても、これまで積極的な取り組みをしてきませんでした。「歩く・移動する」ことができなければ、自立した生活は困難で、屋内の日常生活にも介護が必要となることもあります。外出はさらに困難となり、就労の継続の点でも、通勤という問題に直面します。外来通院治療が中心となっている抗がん剤による薬物療法も継続が難しくなります。歩けないことによる活動性の低下は、パフォーマンスステータスの評価の低下をもたらし、がん治療の適応がないと判断されて、治療の継続ができなくなることにもつながります。

すべての人が歩けるために運動器の診療を担当しているのは整形外科です。残念ながら、超高齢社会で激増する変形性疾患や外傷を中心に対応する診療科という性質上、一般の整形外科診療では、これまでがんと接する機会はかぎられていました。整形外科には骨軟部腫瘍という「がん」を専門とする領域がありますが、特殊領域と考えられていたため、一般整形外科医はがんに対峙すると、専門外の領域として及び腰になってしまい、関与を避けてしまう傾向がありました。

しかし、国民の2人に1人ががんに罹患する「がん時代」を迎えた現在、「がん」から距離をおいていた整形外科全体が医療界からの要請に応えて、その姿勢を大きく変え、がん診療に取り組もうとしています。そして、がん患者さんにおけるロコモティブシンドロームに着目したのが2018年度日本整形外科学会のテーマである「がんとロコモティブシンドローム（がんロコモ）」でした。がんロコモは「がん自体あるいはがんの治療によって運動器の障害が起きて移動機能が低下した状態」を指し、骨転移などの「がんによる運動器の問題」、長期臥床による筋力低下などの「がんの治療による運動器の問題」、そしてがん患者さんに元々存在する「がんと併存する運動器疾患の問題」の3つの状態に分けられます。

整形外科全体がチーム医療の一員として、がん診療に携わる活動が「がんロコモ」対策です。ここで整形外科医に求められているのは「がんを治す」ことではありません。がん患者さんが「歩ける」状態を維持することです。

いままでも、多くのがん診療医は「歩ける」ことの意義に気づいておらず、また「歩ける」ようにする手段を持っていません。がんロコモの活動を通じて、がん患者さんが「歩ける」ためには、整形外科が加わったチーム医療による運動器マネジメントが非常に有効であることを、がん診療に携わるすべての診療科とすべての職種の方々、そして何よりがん患者さん自身とご家族に知っていただきたいと思います。

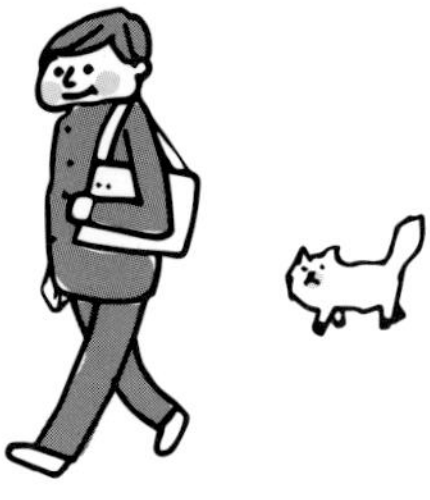

本書のねらいは、がん患者さんががんとともに生きるとき、自分の生活を維持し、より快適に幸せに過ごすためには何が重要かということを考えていただくことです。がんと共

存しながら自分の生活と社会参加、そしてがんの治療を続けるためには「歩ける」ということが、これまで考えられていた以上に重要な要素であることを再認識していただきたいと思っています。本書が「歩ける」ことの意義、そして「歩き続ける」ための考え方とさまざまな対策方法を具体的に知っていただく機会となることを切に願っています。

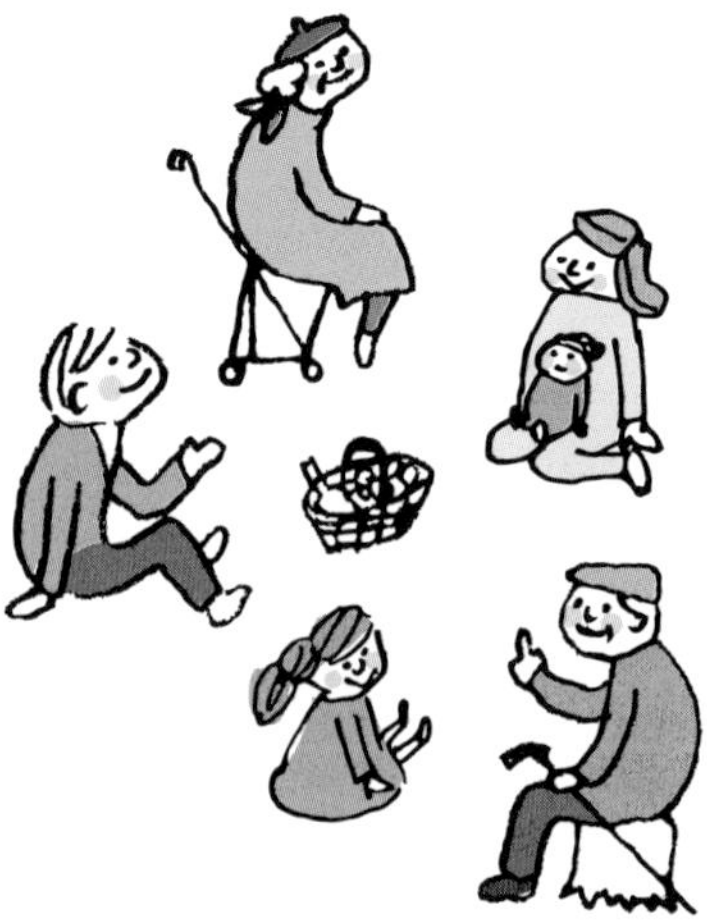

目次

❷章　歩くために必要なこと

❸章　セルフマネジメントで歩く

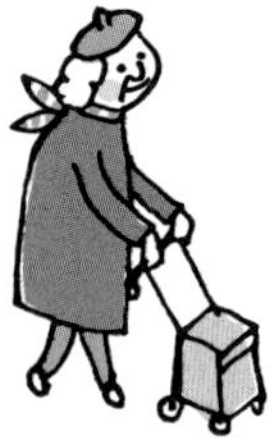

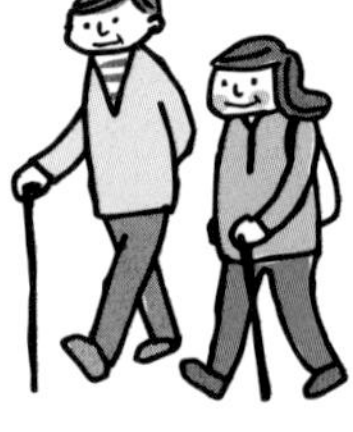

❹章　医療の助けで歩く：治療の実際

❺章　社会の助けで歩く：住まいとお金の問題

1章

がんでも歩ける

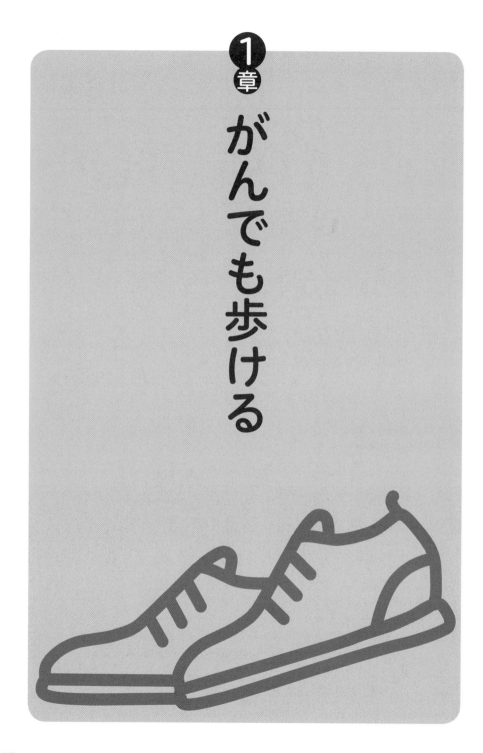

Ｉ　がんのはなし

①がんとは？

腫瘍には、悪性（がん）と良性があります。その違いは大きさではなく、いのちに関わるかどうかです。がんは、身体のどの組織にも発生する可能性があります。人の身体は約40兆個の細胞からできているといわれ、がんは、その身体を構成する細胞から発生します。細胞分裂や血管新生がコントロールできなくなって異常な細胞が増殖し、直

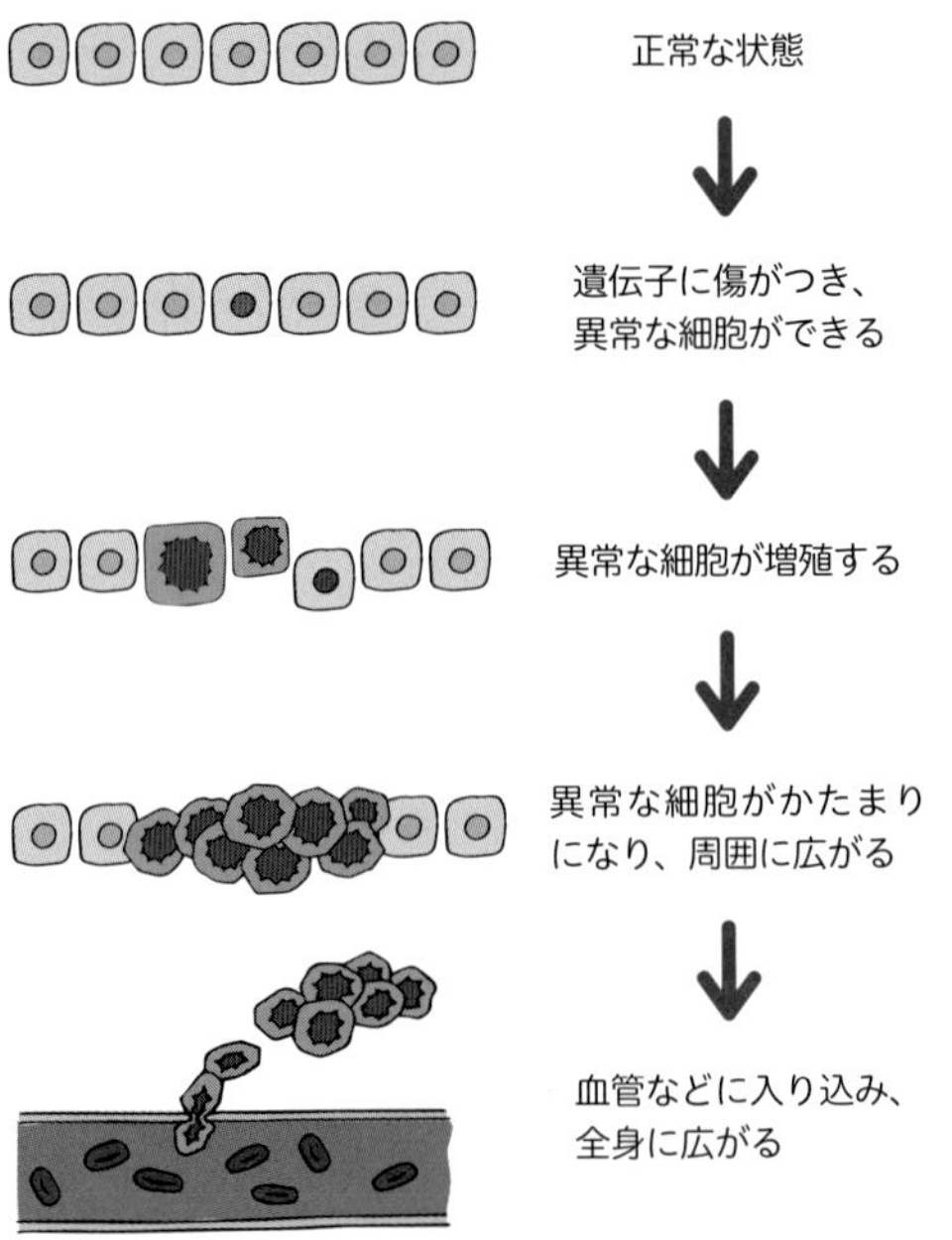

正常な状態
遺伝子に傷がつき、
異常な細胞ができる
異常な細胞が増殖する
異常な細胞がかたまり
になり、周囲に広がる
血管などに入り込み、
全身に広がる

接、いのちに関わります。

一方、良性の腫瘍も増殖しますが、転移しないので、直接、いのちには関わりません。ただ、大きくなって見た目の問題が起こったり、生活に支障をきたしたり、他の組織に悪影響を及ぼしたりして、間接的にいのちに関わることがあります。

②がんは診断が大切

がんはいのちに関わるので、正しく診断して適切に治療することが必要です。適切な治療で、最大限の効果を上げ、身体への

■がんは知らぬ間に増えていきます

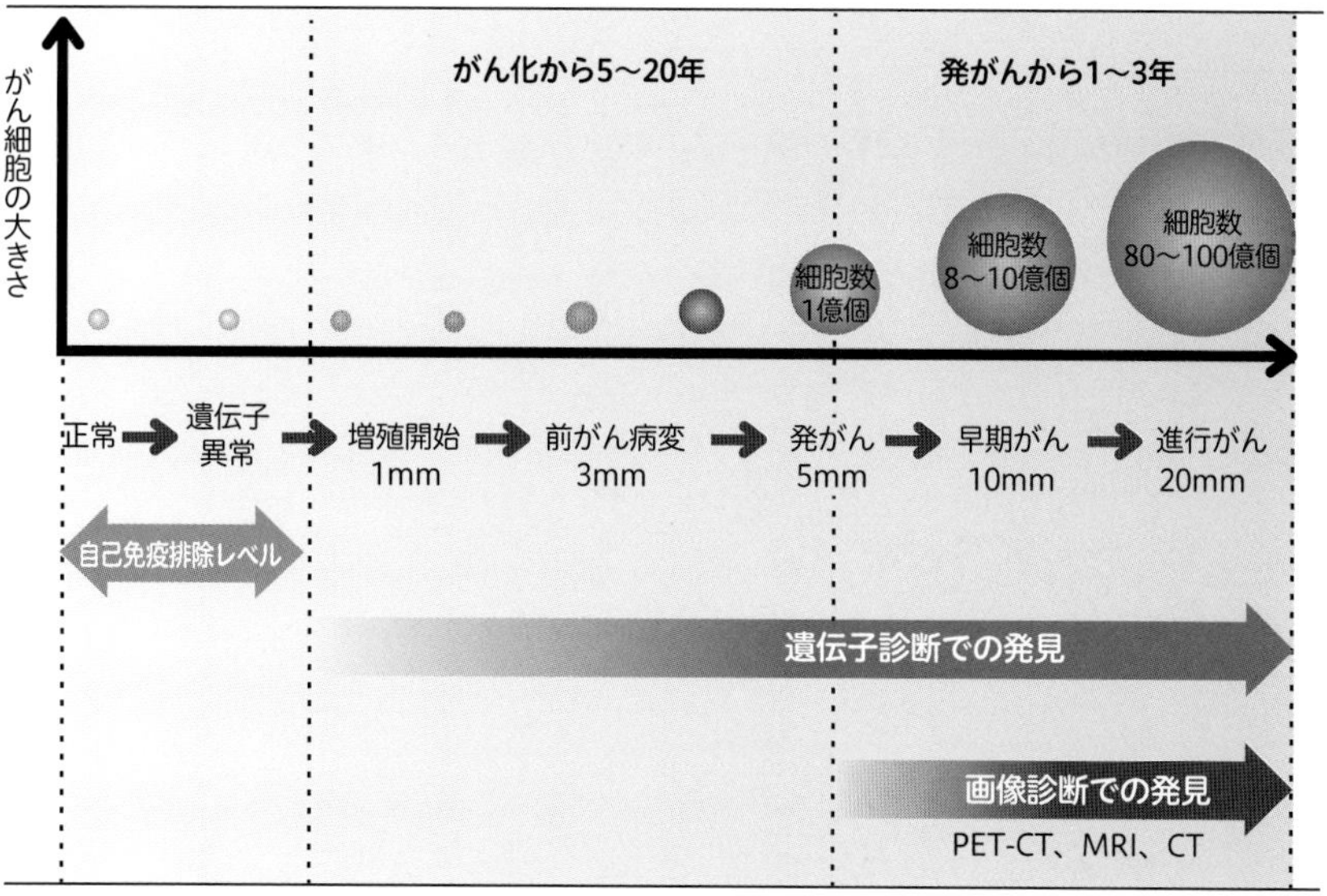

負担を最小限にします。まず正しい診断をするために、問診や診察、血液検査や画像検査、病理検査が行われます。

がんの確定診断は病理検査が基本です。病理検査は、良性か悪性かの判定や組織型を決めるだけでなく、病期を決めたり、予後を予測したり、治療を選択したりする情報も示します。最近は、遺伝子異常の有無を検索してから治療する薬剤を決めるコンパニオン診断やがん遺伝子パネル検査などがんゲノム医療も行われています。

一方、画像検査が診断の決め手となることはほとんどありません。例えば、肺がんの遠隔転移にはＦＤＧ-ＰＥＴ／ＣＴが高い感度、特異度があり、脳転移には造影ＭＲＩが高い感度があります。膵がんの血管浸潤には造影ＣＴあるいはＭＲＩが高い感度、特異度があり、骨転移には拡散強調画像併用ＭＲＩが有効です。感度が高い検査は除外診断に優れ、特異度が高い検査は確定診断につながります。

血液検査は、一般的な骨や臓器の機能の異常を知ることはできますが、血液検査だけで、がんの詳細を知ることはできません。また、腫瘍マーカーは、すべてのがんを見分けることができるわけではなく、腫瘍マーカーだけでがんと診断することもできません。

部位	生涯がん罹患リスク（%）		何人に1人か	
	男性	女性	男性	女性
全がん	62%	47%	2人	2人
食道	2%	0.4%	44人	223人
胃	11%	5%	9人	19人
結腸	6%	5%	16人	18人
直腸	4%	2%	28人	48人
大腸	10%	8%	10人	13人
肝臓	3%	2%	29人	55人
胆のう・胆管	2%	2%	63人	64人
膵臓	2%	2%	42人	42人
肺	10%	5%	10人	21人
乳房（女性）		9%		11人
子宮		3%		32人
子宮頸部		1%		73人
子宮体部		2%		61人
卵巣		1%		81人
前立腺	9%		11人	
悪性リンパ腫	2%	2%	51人	60人
白血病	0.9%	0.6%	106人	155人

出典：国立がん研究センター がん情報サービス「がん登録・統計」（全国がん罹患モニタリング集計（MCIJ））
がんに罹患する確率～累積罹患リスク（2014 年全国推計値データに基づく）
（https://ganjoho.jp/reg_stat/statistics/stat/summary.html）

③がんになる確率

いま、２人に１人ががんと診断され、４～７人に１人はがんに関わる病気で亡くなっています。がんは誰にとっても他人事ではない身近な病気です。国立がん研究センターがん情報サービスの「最新がん統計」では、男性は胃（11％）、肺（10％）、大腸（10％）、前立腺（９％）、結腸（６％）、女性は乳房（９％）、大腸（８％）、胃（５％）、結腸（５％）、肺（５％）が多く、男女とも50代から増えはじめ、高齢になるほど増えていきます。

④がんになる原因

がんになる原因には、外の世界から加わる外的な要因と人の身体がもつ内的な要因があるといわれています。外的な要因には、タバコなどの発がん物質による化学的因子、放射線や紫外線などの物理的因子、ウイルスや細菌などの生物学的因子があり、内的な要因には、遺伝的素因や遺伝子異常があります。

⑤がんになるリスクを減らすには？

喫煙は、本人だけではなく周りの人にも健康被害を及ぼします。いまタバコを吸っている人でも、禁煙によってがんのリスクは下がります。飲酒は、がんのリスクを上げるとされています。食べものでは、赤肉や加工肉がリスクを上げ、食物繊維を含む食品がリスクを下げるとされています。塩分を控え、野菜と果物を摂取することが勧められます。また、運動がリスクを下げ、太りすぎはリスクを上げます。そのほか、性ステロイドホルモンががんの発症に関わるといわれていて、がんの原因となる細菌やウイルスもいくつか知られています。化学物質によるがんは空気が入り込む肺に最も多く、皮膚や鼻、のど、肝臓、膀胱などにも多くみられます。

いま、科学的根拠のあるがんの予防法は、①タバコを吸わない、②飲むなら節度を保つ、③バランスよく食事をする、④活動的な日常生活を送る、⑤適正な範囲の体形を保つ、⑥がんの原因となる細菌やウイルスの検査および適切な対応をすることです。

がんを早期発見するための検診には、健康増進法に基づく市町村事業としてのがん検診、職域におけるがん検診、自主的に行う人間ドックなどがあります。がん対策として行うなら、がん死亡率を減少させるための「有効な」「正しい」検診が求められます。厚生労働

■食物とがんの関連

関連の強さ	リスクを下げるもの	リスクを上げるもの
確実	●食物繊維を含む食品［大腸がん］ ●中～高強度の身体活動［結腸がん］	●赤肉・加工肉［大腸がん］ ●飲酒［口腔がん、咽頭がん、喉頭がん、食道がん、肝臓がん、大腸がん（男性）、乳がん（閉経後）］ ●βカロテン［肺がん］ ●アフラトキシン［肝臓がん］ ●飲料水中のヒ素［肺がん］ ●肥満［食道がん、膵臓がん、肝臓がん、大腸がん、乳がん（閉経後）、子宮体がん、腎臓がん］ ●成人後の体重増加［乳がん（閉経後）］ ●高身長［大腸がん、乳房がん、卵巣がん］
可能性大	●非でんぷん野菜［口腔がん、咽頭がん、喉頭がん］ ●にんにく［大腸がん］ ●果物［口腔がん、咽頭がん、喉頭がん、肺がん］ ●カルシウムを含む食事（牛乳やサプリメントなど）［大腸がん］ ●コーヒー［肝臓がん、子宮体がん］ ●中～高強度の身体活動［乳がん（閉経後）、子宮体がん］ ●肥満［乳がん（閉経前）］ ●若年時（18～30歳）のBMI 30以上の肥満［乳がん］ ●授乳［乳がん］	●加工肉［胃がん（噴門部以外）］ ●中国式塩蔵魚［鼻咽頭がん］ ●塩蔵食品［胃がん］ ●グリセミック負荷（※）［子宮体がん］ ●飲料水中のヒ素［膀胱がん、皮膚がん］ ●マテ茶［食道がん］ ●飲酒［胃がん（女性）、乳がん（閉経前）］ ●肥満［胃がん（噴門部）、胆のうがん、卵巣がん、前立腺がん（進行）］ ●高身長［膵臓がん、前立腺がん、腎臓がん］ ●重い出生時体重［乳がん（閉経前）］

（※）グリセミック負荷：食事の中で摂取される炭水化物の質と量とを同時に示す指標です。血糖を急激に上昇させる食品の摂取量が多い場合や、血糖を穏やかに上昇させる食品であっても摂取量が多い場合は高くなります。

出典：国立がん研究センター がん情報サービス「がんの発生要因」
（https://ganjoho.jp/public/pre_scr/cause_prevention/factor.html）

省が推進するがん検診は、胃がん（問診、X線あるいは内視鏡、50歳以上）、子宮頸がん（問診、視診、細胞診、内診、20歳以上）、肺がん（問診、X線、細胞診、40歳以上）、乳がん（問診、マンモグラフィ、40歳以上）、大腸がん（問診、便潜血検査、40歳以上）です。

⑥がんと診断されたら…

人間はさまざまな病気になります。がんもその1つであり、2016年には新たにがんと診断された患者数が出生数を上回りました。「もし私ががんになったら」ではなく、「私かあなたががんになる」時代です。いまや、がんは国民病ですが、がんと診断されてからの生存率も上昇しています。これまで末期がんは治療の対象ですらありませんでした。

種類	検査項目	対象者	受診間隔
胃がん検診	問診に加え、胃部X線検査または胃内視鏡検査のいずれか	50歳以上 ※当分の間、胃部X線検査については40歳以上に対し実施可	2年に1回 ※当分の間、胃部X線検査については年1回実施可
子宮頸がん検診	問診、視診、子宮頸部の細胞診および内診	20歳以上	2年に1回
肺がん検診	質問(問診)、胸部X線検査および喀痰細胞診	40歳以上	年1回
乳がん検診	問診および乳房X線検査（マンモグラフィ） ※視診、触診は推奨しない	40歳以上	2年に1回
大腸がん検診	問診および便潜血検査	40歳以上	年1回

出典：厚生労働省第24回がん検診のあり方に関する検討会（平成30年5月24日）資料5「がん検診の現状について」

いまだに必ずしも根治、完治が望める病気ではありませんが、医療は目覚ましい進歩で転移進行がんにも光を照らし、生命予後を明らかに延長しています。がんは恐ろしい死の病ではなく、うまく付き合っていく病気になっているのです。

がんやその再発・転移は、がん検診や人間ドックで早期発見されるに越したことはありませんが、すべてそういうわけにもいきません。当たり前の日々のなかで突然襲ってきます。ときに、ステージⅣ、転移進行がんと診断されることもあります。「もう終わりだ」「どうしよう…」と戸惑い、怖くなり、打ちのめされます。そんなとき、どう受け止め、どう向き合えばよいでしょうか？

がんと診断されると、身体だけでなく心もつらくなります。もし、そのつらさを話せる人がそばにいれば、自分の気持ちを出し、つらい思いを自分の心から少し離してみてください。つらいときほど、独りで抱え込まないことが肝心です。

現在、平均寿命と健康寿命（健康上の問題で日常生活が制限されることなく生活できる期間）は男女とも約10年の差があり、生きていくのに他人の助けを必要とする期間が10年

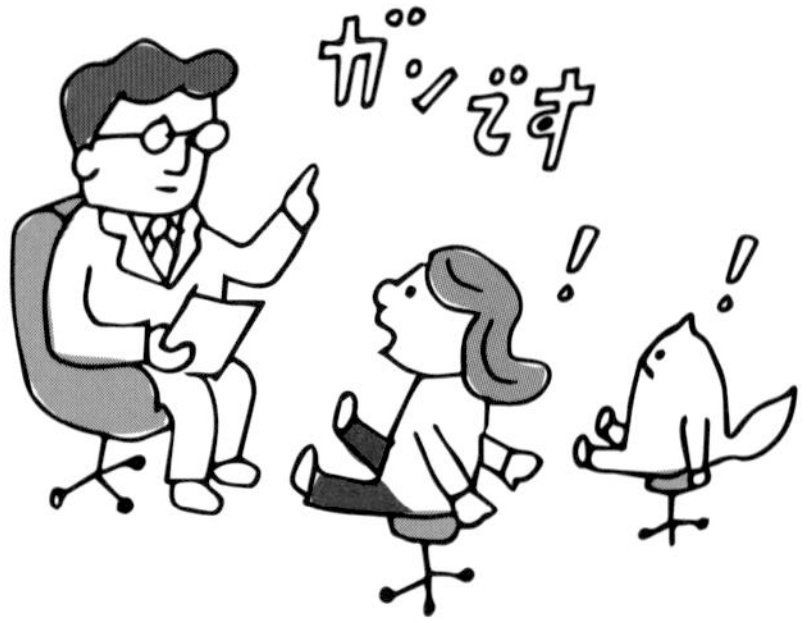

ほどあることになります（137ページ「がんロコモというニューフロンティア」参照）。誰しも「周りに迷惑をかけずにスッと逝きたい」と願いますが、現実はそうはいきません。人は、「動ける」「生活できる」ことで、人生やいのちを考え、前を向いた計画を立て、その人らしい生活を過ごすことができます。生きることだけに追われるのではなく、「動ける」「生活できる」こと、がんであっても健康寿命を延ばすことにもぜひ目を向けてみてください。

がんになると、いのちがあっての人生、生活だと、とかく、いのちを維持することが重要視されます。しかし、かぎられたいのちにおいて、その量だけではなく質も大切であり、生活があっての人生、いのちでもあります。これからのがん医療は、治す（ｃｕｒｅ）ことに加えて、ケア（ｃａｒｅ）することも大切です。

⑦がん治療で大切な歩けること

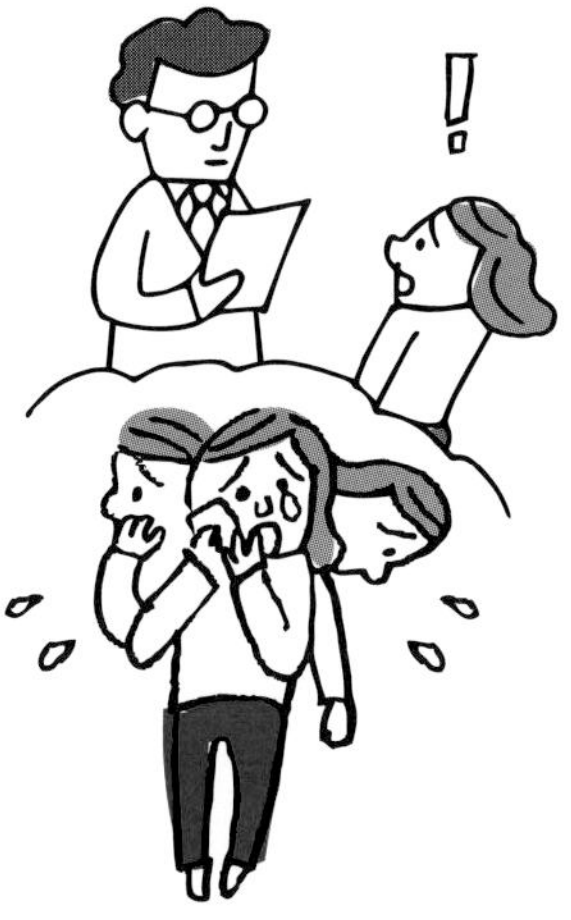

がん治療には、抗がん剤などの薬物治療、手術、放射線治療などさまざまな治療があります。それぞれの治療を円滑に進めるために、自分

で身の回りのことができること、自分で歩くことができることが必要な条件となります。患者さんや家族にとって、あるいは医療者にとって、がんのイメージはどのようなものでしょうか？

患者さんや家族からみた「がん」と医療者からみた「がん」は違います。がんと診断されても、その部位や症状には違いがあり、同じ診断名であっても治療する状況は患者さんごとに違います。どんな状況でも最も大切なことは、治療を受けるうえでのメリットとリスクを考え、活力に満ちた生活を維持できるようにすることです。

がんになって動けなくなったとき、動けない原因をがんという一言で片づけていないでしょうか？あるいは、がんだから仕方がないとあきらめていないでしょうか？「痛みといのち、どっちが大事なの？」「がんだから治すのは難しいよね…」となっていないでしょうか？

がん自体のステージと、自分が動けること、生活することは違います。また、ステージⅣだから、あるいは再発や転移があるからといって、必ずしも動けない、生活できないというわけではありません。

医療者は、パフォーマンスステータス（ＰＳ）という指標を用いて、患者さんの日常生活の制限の程度を評価し、がん治療を行うために必要な体力があるかどうかを判断しています。パフォーマンスステータスは、日常生活の制限の程度を評価しているので、がんのステージや転移の状況ではなく、患者さんが動けるか動けないかの判断を狙いとしています。

では、がん治療を行う患者さんや家族はどのようなことに気をつけて生活すればよいのでしょうか？パフォーマンスステータスは0～4の5段階評価ですが、0～2に該当する状態、つまり、自分で身の回りのことはできる、自分で歩くことができる状態を維持することが必要となります。

■パフォーマンスステータス（Performance Status：PS）

スコア	定義
0	まったく問題なく活動できる。 発病前と同じ日常生活が制限なく行える。
1	肉体的に激しい活動は制限されるが、歩行可能で、 軽作業や座っての作業は行うことができる。 例：軽い家事、事務作業
2	歩行可能で自分の身の回りのことはすべて可能だが、 作業はできない。日中の50%以上はベッド外で過ごす。
3	限られた自分の身の回りのことしかできない。 日中の50%以上をベッドか椅子で過ごす。
4	まったく動けない。自分の身の回りのことはまったく できない。完全にベッドか椅子で過ごす。

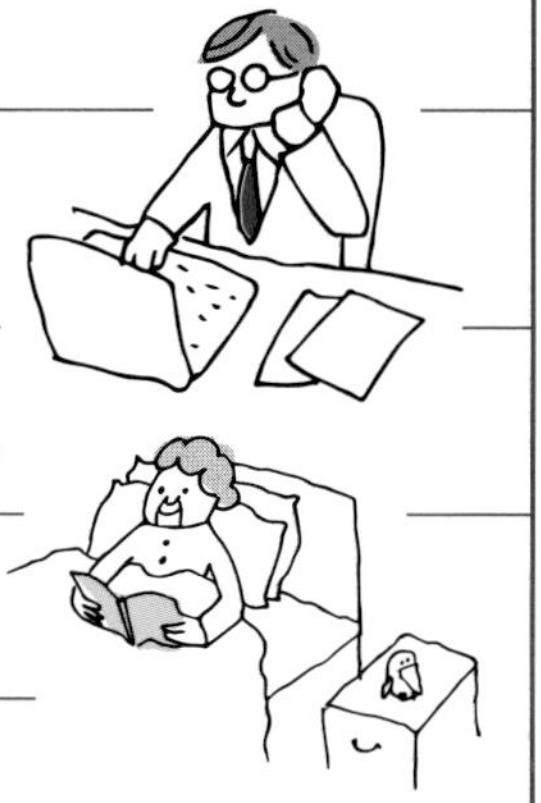

出典：Common Toxicity Criteria, Version2.0 Publish Date April 30,1999.
http://ctep.cancer.gov/protocolDevelopment/electronic_applications/docs/ctcv20_4-30-992.pdf
日本臨床腫瘍研究グループ（JCOG）ホームページ（http://www.jcog.jp/） より引用

II　がんでも歩けるはなし

①なぜ歩けなくなる？

人が歩けなくなる原因はさまざまです。まず、老化とけががあります。老化には、顔のしわや白髪が増えるなど、見た目にわかりやすい変化もあれば、歩くスピードが遅くなる、手足の力が弱くなるなど、見た目にわかりにくい変化もあります。このような変化は日々よりも月、年単位で感じる変化です。一方、けがや打撲でも、痛みが強ければ長く歩くことや早く歩くことができません。

歩けなくなる原因には社会的な要因もあります。高齢になれば、仕事を退職するなどし、社会や家庭での役割や関わりが変化します。60代から70代前半には元気に孫の面倒をみた方も、孫の成長につれて一緒に外出する頻度、運動する機会が減り、運動機能が弱って歩けなくなることもあります。

また、加齢に伴い、骨や筋肉などの変化に加えて脳機能が衰え、身体のバランスを保つ能力が低下し、バランスの悪い状態で積み上げられた積み木のようになります。腰や背中が曲がって前かがみが続くと、筋肉の張りや凝りが出てきて、筋膜性疼痛や椎間板ヘルニアにつながります。

運動器の老化によって起こる変化に加え、がんなどの病気によって起こる変化、治療によって起こる変化など、さまざまな原因で歩けなくなります。とくに、がんで歩けない場合、痛みで歩けないのか、痛み以外が原因で歩けないのか、あるいは、老化で歩けないのか、病気で歩けないのかを判断することはとても重要です。

②歩けなくなる痛みとは？

さて、「痛い」と聞いて、どのような痛みのことを考えますか？「頭が痛い」「歯が痛い」「お腹が痛い」「腰が痛い」——どの痛みも考えるだけで、苦しく、しんどくなります。でも、その痛みって周囲にはうまく伝えられない。そんな経験はありませんか？「なんで、あんなにずっと痛がっているの？」「本当にそんなに痛いのかしら？」自分は痛みを感じているのに、他人にはうまく伝わらない。つらいですよね。

痛い、息苦しい、だるいといった症状は、実際の身体に起こっている痛みですが、この痛みが強くなってくると、「このまま放っておいて大丈夫なの？」「いよいよいのちが危ないのかな?」などと、新たに不安や焦り、恐怖といった心へのダメージが現れます。こうした心の痛みがあると、沈み込んだ気持ちとなり、前向きな気持ちになれず、普段の生活が楽しくなく、笑顔が消えます。すると、私生活も仕事もうまく回らなくなります。

日常生活をうまくこなせなくなると、周囲の人からは冷ややかな目で見られます。痛みは、身体の痛みだけではなく、心の痛みや社会生活の痛みも引き起こします。痛みの負のスパイラルが、つらさや悲しさを増すのです。

③痛くて歩けないことは、本人にしかわからない

がん治療にかぎらず、痛みの治療を進めるうえで難しいことは、痛みは本人にしかわからないという事実です。身体の痛みも心の痛みも同じですが、本人はつらく苦痛に感じていても、他人がその痛みを感じとることはできません。痛みを感じる程度は本人の状況や環境にも左右されますし、感じ方にも個人差があります。例えば、スポーツの試合中に小さな骨折を起こしていても、本人は興奮し、集中しているために、多少の違和感はありつつも痛みに気がつかないことがしばしばあります。試合が終わってクールダウンしているときに、違和感から痛みへ変わり、最後には動けなくなることがあります。痛みの強さは本人の状況に応じて変化するのです。

■痛みはさまざまな思考や感情を引き起こします

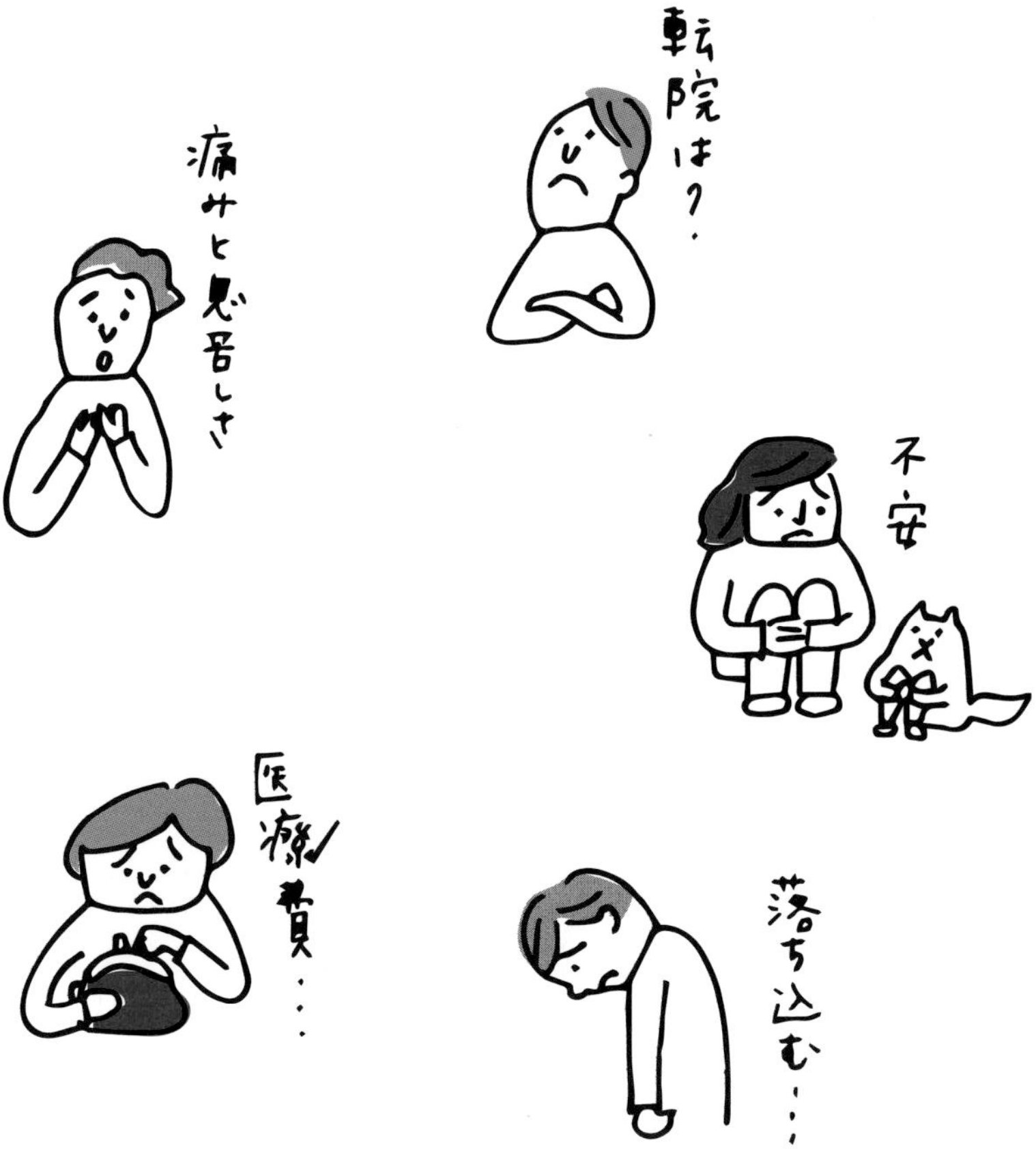

また、痛みは慢性化するとなかなか改善しません。高齢者がよく経験する腰痛や肩こりは、一時的な痛みから慢性的な痛みへと変わるため、早めに受診することが推奨されます。しかし、高齢者の多くは通院する手段がかぎられ、痛みがあっても受診が遅れがちになってしまいます。2～3カ月もの間、腰痛を我慢して生活していて、やっと受診してCTなどの画像検査や血液検査をしたところ、内臓のがんが発見されることもしばしばあります。痛みとして身体の不調をきたしたとき、自己判断で我慢することなく早めに相談することがポイントです。

④どんなときに、どこが、どのように痛いか？

痛みの感じ方やとらえ方は、人によってあるいは時によってさまざまで、同じ痛みでも平気な人もいれば、死んだ方がましだという人もいます。つまり、他人にはなかなかわかってもらえないのが痛みです。痛みは、身体だけではなく、心にも気候にも環境にも左右されます。痛みの原因を見つけるためには、ただ検査をしてもらうだけではなく、できるかぎり具体的にわかりやすく痛みについて医療者に伝えることが重要です。

「腰が痛い」と伝えても、腰が示す範囲は人によって違います。腰が背中であることもあれば、お尻であることもあり、脇腹のこともあります。「動くと痛い」と伝えても、寝返りをうつと痛いのか、起き上がると痛いのか、歩くと痛いのかは違います。医療者に自分の痛みをうまく伝えられず、原因がわからず、痛みが軽くならないと、「全身が痛い」「こんなに痛いのにどうにもならないなんて」と自暴自棄になってしまうことも多く、そうなると痛みの負のスパイラル（悪循環）が加速します。

痛みを評価する場合に大切なことは、「いつ痛くなるのか?」「どこ（どの範囲）が痛くなるのか?」「どの程度痛くなるのか?」「じっとしている場合も痛いのか?」「動くときには痛みが変化するのか?」などです。医療者は患者さんにこうした質問をしながら治療戦略を立てます。なかでも、「痛みによって具体的にどの程度、どの動きが制限されているのか?」

■「腰が痛い」にも色々あります

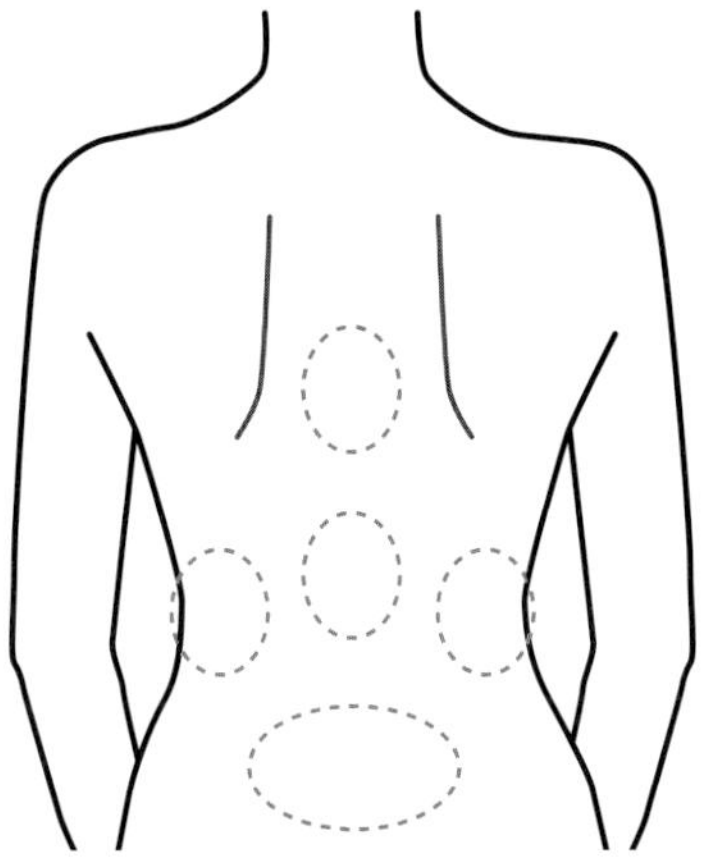

「痛みを改善して何ができるようになりたいのか?」の2点を明確にしながら話し合います。がん治療を行う医療現場では、医師や看護師、薬剤師、理学療法士、作業療法士、管理栄養士、臨床心理士、歯科衛生士など、さまざまな職種がチームとなり、それぞれの専門的な立場から、痛みや歩けないことに対する対策や治療方針を考えていきます。

では、患者さん側はどのようなことを心がけるとよいのでしょうか。それは、痛みの交通整理をすることです。最初に、痛みの時間について(いつ痛いのか?)です。「朝起きたときは痛いのか?」「日中は痛いのか?寝るときに痛いのか?」考えてみましょう。経時的に変化する痛みを、手帳や携帯アプリなどに記載しておくと、医療者との相談がしやすくなります。

次に、痛みの場所について(どこが痛くなるのか?)です。「痛みは広範囲なのか?」「限局しているのか?」痛みの周辺に注目して確かめます。また、身体を動かしたときに起こる痛みであれば、「押されると痛いのか?」「突っ張るように痛みがあるのか?」「痛みが移動するのか?」を確かめます。「じっとしている場合に痛いのか?」「動くと痛いのか?」は、痛みと姿勢や動作が関係しているかを判断し、筋肉や関節といった運動器に関わる痛みかどうかを確かめます。内臓に関わる痛みやがんの痛みと運動器に関わる痛みを区別し、痛みの全体像を把握することが大切です。痛くなる姿勢とそうでない姿勢を区別したり、できる作業や動作を明らかにしたりしながら痛みの対策を考えていきます。

運動器の痛みであれば、整形外科医や理学療法士と話し合い、痛くない姿勢を検討することも大切です。腰痛であれば、コルセットなどの装具を使用すると痛みが緩和されることがありますし、長時間座っているのであれば、姿勢を保つクッションなどを適宜変更し、姿勢不良を防ぐと、痛みが緩和されることもあります。

⑤痛みをとるときに大切なこと

痛みの原因を知って痛みをとるだけではなく、さらに「動ける」「生活できる」ようにすることが大切です。まずは寝られない痛み、次にじっとしているときの痛み、続いて動いたときの痛みを減らし、最終的には痛みなく動けて、生活できるようにすることが目標になります。

痛みは、人それぞれで大きく異なります。がんによる痛みと思っていたら、がんとは関係のない病気による痛みの場合もありますし、がんそのものではなく、がんの治療に伴う痛みの場合もあります。

痛みの対応は、基本的な部分は同じですが、患者さんの症状に合わせて、細やかな配慮がされます。一般的に、内臓痛と呼ばれるがんが大きくなることに伴う痛みには痛み止めが有効で、骨転移など体性痛と呼ばれる動くことで生じる痛みには、痛みが起こりにくいよう、動きをうまくコントロールする工夫が必要になります。また、がんの薬物治療後や、

■痛みをとって「動ける」「生活できる」ように

第１目標
痛くても眠ることができる

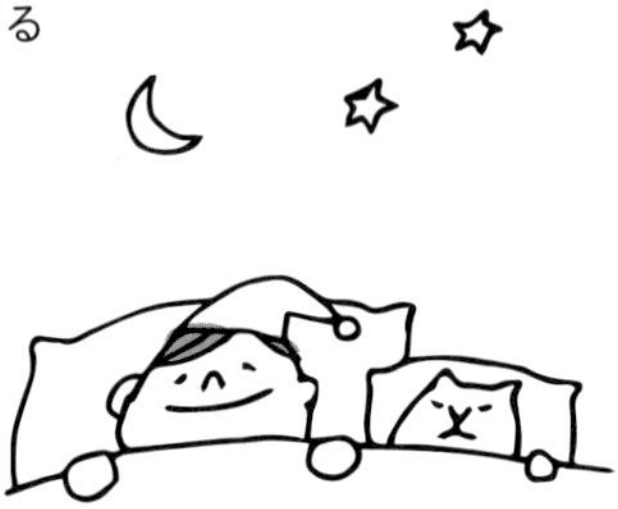

第２目標
安静にしていれば痛みはない

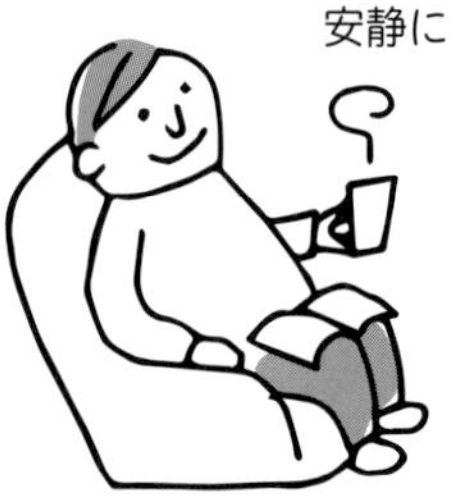

第３目標
動いても痛みが強くならない

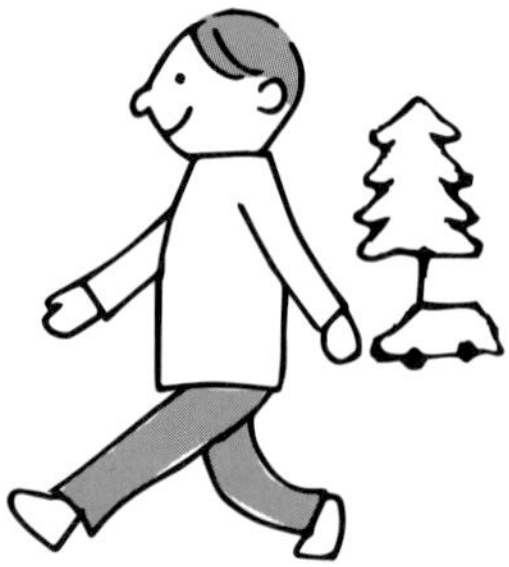

がんの神経への浸潤による神経障害性疼痛には、鎮痛補助薬が有効です。

痛みがずっと続くのか、時々痛むのか、によっても薬の使い方は変わります。ずっと痛い持続痛には規則正しく投与する薬が有効で、ときに激しい痛みがある場合には症状に応じて服用する頓用の薬が有効です。

自分の痛みがどのような痛みなのか、詳しく医療者に伝え、原因を探り、不安を取り除き、痛みを減らし、生活できるようにすること

■痛みの表現には色々あります

鋭い	ズキズキ			体性痛
脈打つような（ズキンズキン）				
ヒリヒリ	うずくような	しみるような		
鈍い	重い	ズーン	ギューッ	内臓痛
圧迫されたような				
電気が走るような（ビリビリ）		キリキリ		神経障害性疼痛
ビーンと走るような				
正座をした後のしびれるような		ジンジン		
しめつけられるような		針で刺すような	チクチク	
チリチリ	ビリビリ	ひきつるような		
突っ張るような				
焼けるような				
こるような	筋肉がけいれんするような →			筋れん縮痛（体性痛）

「余宮きのみ：ここが知りたかった緩和ケア, 改訂第 2 版 , p.8, 2019, 南江堂」より許諾を得て改変し転載 .

が最も大切であり、痛みをコントロールするコツになります。

⑥がんによる痛みはとれる？

がんによる痛みには、「じっとしていても痛い」と「動いたら痛い」があります。じっとしていても痛いのは、がんそのものが身体のなかで暴れていたり、がんによって身体の組織である骨や筋肉、内臓が悲鳴を上げていたりするからです。このような場合は、たとえがんが治らなくても、薬で痛みを和らげることが比較的可能と考えられます。

しかし、動いたら生じる痛みは、身体を構成したり、身体を支えたりする組織が破綻しているために起こると考えられます。このような場合は、残念ながら薬で痛みを和らげることが難しいのです。なぜなら、動くたびに身体が不安定な状態になって痛みを感じるので、その都度、その瞬間の痛みを和らげることは簡単にはできないからです。薬を増やせば痛みをとることはできるかもしれませんが、その代わりに動けなくなってしまうこともあります。しかし、動けなければ意味はありません。動けるようになるためには、まず痛みの原因を見つけ、その解決策を考える必要があります。

⑦痛みはコントロールできる

複雑な痛みを的確に判断して取り除いていくことこそ、痛みのコントロールです。痛みをコントロールする方法は、至ってシンプルです。なぜなら、世界的に広く有効性が認められた世界保健機関（WHO）の「がん疼痛治療ガイドライン」があるからです。もちろん、それがすべてではありませんが、できるだけシンプルに考えることが、痛みをうまくコントロールするコツです。それを解説していきましょう。

まず、WHOは疼痛治療には5つの原則があるとしています。

❶できるだけ飲み薬で

飲み薬は、自分で飲むことで自立性を保てます。自分自身が痛みと向き合い、管理することも大切です。さらに、飲み薬は経済的でもあります。ただし、飲めないときや投与量を調節する必要があるときは、飲み薬に固執せずに注射薬を頼ってください。あとで薬の種類を変更することもできます。

❷規則正しく

がんの痛みは、強い痛みが長く続きます。薬が常に身体の中で効果を発揮するようにするためには、時間を決めて規則正しく飲むことが大切です。急な痛みや特定の時間に襲ってくる痛みには、規則正しく飲む薬とは別の仕組みで働く薬を使います。

❸順序よく

痛みの強さや性質に応じて、適切に薬を選択することが大切です。薬を選ぶ基準には大きく分けて3段階あり、第1段階は非オピオイド鎮痛薬、第2段階は弱オピオイド鎮痛薬、第3段階は強オピオイド鎮痛薬が中心となる治療薬です。痛みの強さに応じて、順に次の段階へ切り替えていきます。十分な効果が得られないときに、ためらわず次の段階へと進んでいくことが重要です。あとで元の薬に

■ WHOの3段階除痛ラダーの考え方

第1段階 ■軽度の痛み
非オピオイド鎮痛薬 ± 鎮痛補助薬
　アセトアミノフェン、非ステロイド性抗炎症薬　など

↓　痛みの残存ないし増強

第2段階 ■軽度から中等度の痛み
弱オピオイド鎮痛薬 ± 非オピオイド鎮痛薬 ± 鎮痛補助薬
　コデイン、トラマドール　など

↓　痛みの残存ないし増強

第3段階 ■中等度から高度の痛み
強オピオイド鎮痛薬 ± 非オピオイド鎮痛薬 ± 鎮痛補助薬
　モルヒネ、オキシコドン、フェンタニル　など

※鎮痛補助薬：抗うつ薬、抗けいれん薬、抗不整脈薬、
　NMDA受容体拮抗薬、中枢性筋弛緩薬　など

戻すこともできます（116ページ「どんな薬を使えばいいの？」参照）。

❹オーダーメードで

痛みは、個人によって感じ方もとらえ方も異なります。つまり、必要な痛み止めの量やその効果も個人によって異なります。痛みや副作用をみながら、患者さんに最も適した量を、その都度見極めることが大切です。モルヒネやオキシコドン、フェンタニルなどの強オピオイド鎮痛薬は、基本的には用量が増えれば効果もそれにつれて高まるとされていますので、「麻薬を使うと薬物中毒になってしまうのではないか」「もう治らないから麻薬を使うのではないか」「薬を増やすなんて、身体に悪いのではないか」といった誤解をせずに、副作用をケアしながら適切に増量していくことがポイントです。

❺丁寧に

痛みを正確に診断することはとても重要です。「どのあたりが痛いのか？」「どのくらい痛いのか？」「どういうときに痛いのか？」「どんなふうに痛いのか？」「何が原因で痛いのか？」を評価して、適切な薬を選んで、痛みを緩和する効果を最大限に上げなければいけません。薬には効果と同時に副作用もありますので、痛みと同時に、吐き気や眠気、便秘など、薬を飲むことで起こる新たな症状も気にかける必要があります。そして、薬を飲むことで、「実際に動ける範囲が増えたか?」「日常生活がどう変わったか?」を評価することが最も大切になります。

⑧痛みをとれば歩けることもある

痛みで歩けない、動けないとき、どうしてほしいですか?痛みがとれても寝たきりという場合もあれば、痛みはあるけど動けるという場合もあります。もちろん、痛みなく歩けたり動けたりすることが理想です。しかし、それがすぐには叶わない、あるいはどうしても叶わないこともあります。その場合、痛みをとってほしいと思いますか?動けるようにしてほしいと思いますか?

「動ける」ことは、がん治療が成功する以前に、「生活する」ために必要な機能です。つまり、「生きる」ための治療もさることながら、「動ける」ための予防やケアも同様に重要なのです。痛くなくても寝たきりでは、他者の介護に頼らざるを得ません。

患者さんが動けないとき、全身の治療が優先されるのか、局所の治療が優先されるのか、機能の温存が目的なのか、がんの切除が目的なのか、症状を和らげることが目標なのか、完全に治すことが目標なのかによって、治療方針や内容は大きく変わります。医療が進歩したいま、生活の質（Quality of Life：QOL）の維持と予後の延長はどちらも重要であり、そのバランスをとった生存の質（Quality of Survival：QoS）や満足度が高くなる治療が理想です。

■天秤にかけて QoS と満足度が高くなるようにします

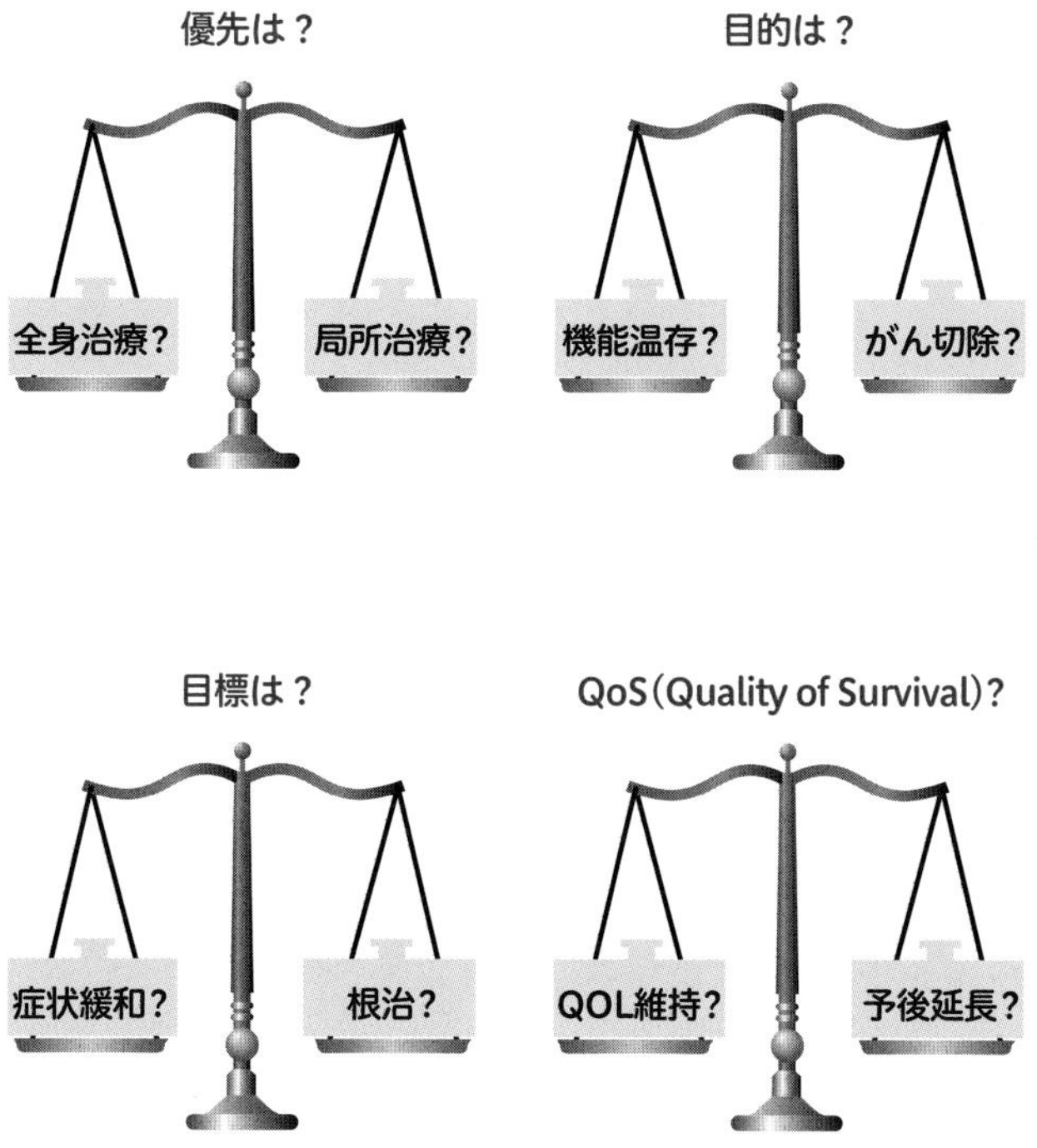

患者さんは、不安が大きくなっていることもあります。痛みなどの症状を正しく把握し、痛みを減らして生活できるような工夫を心がけると、がんと診断される以前に近い形で無理なく生活できることがほとんどです。医療者や家族と話し合うなかで、いきいきと生活できるヒントが必ず存在します。

「がんになってしまったから」「治療に専念しないといけないから」——そういってさまざまなチャレンジをあきらめ、動くきっかけを失い、動けなくなる方も大勢います。病気と向き合うとは、勝ち負けを決するわけではありません。病気で何かをあきらめることなく、積極的にさまざまな人と向き合い、お互いに勇気を分け合いながら生活してみてください。「心が動けば、身体が動く。身体が動けば、心が動く」と唱えてみましょう。

がんにかぎらず、病気と向き合うなかで最も大切なことは、過去にとらわれず、いまできることを考えながら次の1歩を踏み出す勇気を持つことです。さあ、今日も前を向いて歩いていきましょう！

コラム

薬ではとれない痛みが手術でとれた
—ある乳がん患者さんの経過

70代女性、抗がん剤による治療を続けていましたが、末期進行がんとなり、ホスピスで療養していました。ところが、医療用麻薬（オピオイド）を含めた大量の薬物を投与してもとれない痛みで苦しむこととなり、「痛い、痛い」と叫びながら救急搬送されました。全脊椎に転移を認め、仰向けになることもままならず、胸部X線すらまともに撮影できませんでした。搬送時には痛みで会話すらできない状態でしたが、家族が痛みを軽くしてほしいと強く望み、手術が行われました。すると、鎮痛薬を必要としないほど痛みがとれ、笑顔で再び療養生活を過ごすことができたのです。

写真提供：大島氏

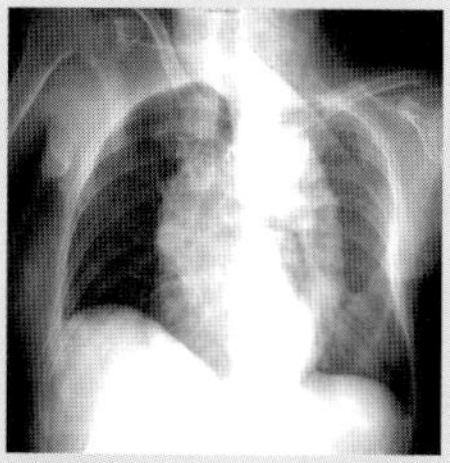
術前胸部X線

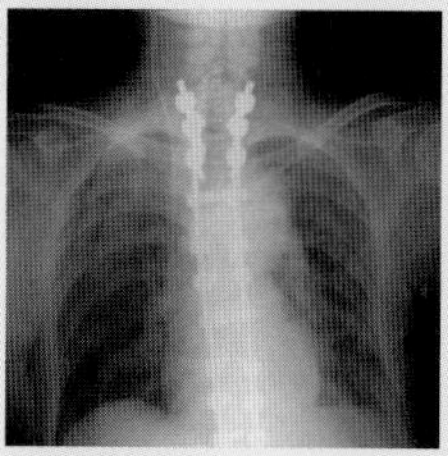
術後胸部X線

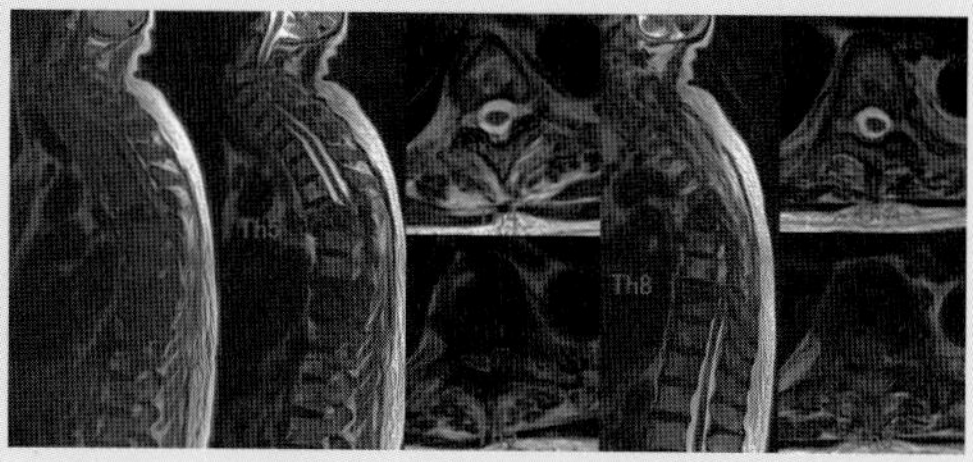

2章

歩くために必要なこと

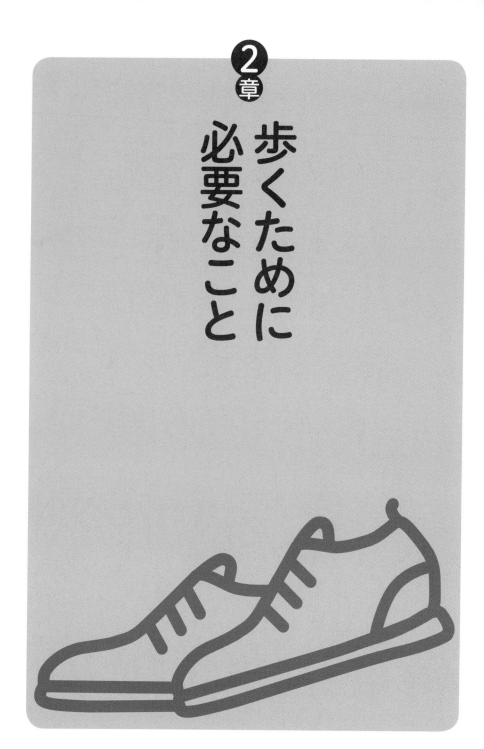

Ⅰ 知ろう、がんロコモ

①歩くことや動くことが難しくなるロコモ

がんと診断された方の多くは、生活や仕事、お金や大切な人など、周囲のさまざまなことに対する漠然とした不安や心配、悩みを抱え、これまでの日常と違った状況になります。そして、解決策を講じる前に、まだ起こってもいない事態に対して「もしこうなったらどうしよう？」という思いがどんどん膨らんでいきます。なかでも、歩

■ロコモの概念

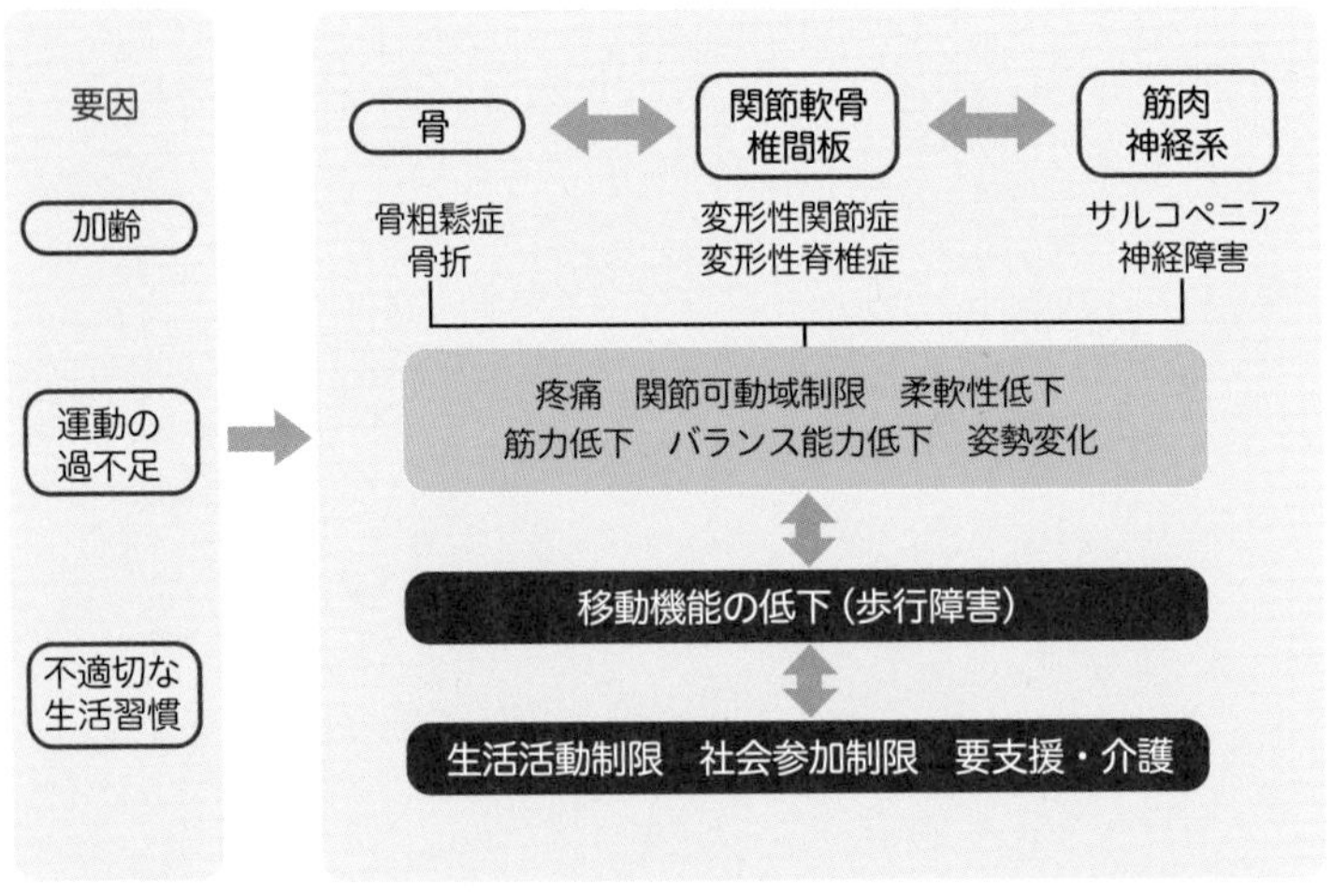

出典：中村耕三ほか「生活習慣病予防のための運動を阻害する要因としてのロコモティブシンドロームの評価と対策に関する研究：平成 24 年度総括・分担研究報告書」（厚生労働科学研究費補助金循環器疾患・糖尿病等生活習慣病対策総合研究事業）

くことや動くことになんらかの制限をきたし、いわゆるロコモティブシンドローム（ロコモ）と呼ばれる状況に陥ると、さらに不安は高まります。

ロコモは、運動器（骨や関節、筋肉、神経など、身体を支えて動かす器官）が障害されて移動機能が低下した状態と定義され、以前よりも横断歩道を渡るのに時間がかかったり、立ち座りなどの日常生活動作がスムーズにできなくなったりする状態のことです。あちこち痛くなったり、どこか調子が悪くなったりして、歳のせいかなと感じる運動機能の低下の多くがロコモです。

がん治療を進めていくなかで、ロコモを克服し、これまでの日常生活をできるかぎり維持しながら、治療と向き合っていくことはとても重要なことで、漠然とした悩みの解決にもつながります。

②「がんロコモ」とは？

がん治療をしている高齢者はロコモであることが多く、がんロコモ（がんとロコモティブシンドロームを合わせた造語）を意識する必要があります。がんで動けないとき、動けない原因には大きく分けて3つあります。①がんそのもので動けなくなっている場合、②

がんの治療によって動けなくなっている場合、③がん以外の病気で動けなくなっている場合、です。

がんそのもので動けなくなる代表例は、骨転移や悪液質です（110ページ「歩けなくなる骨転移って?」参照）。がんの治療によって動けなくなる代表例は、抗がん剤の副作用や手術、放射線治療の合併症です。がん以外の病気で動けなくなる代表例は、骨粗鬆症や変形性疾患です（129ページ「がん以外の病気って?」参照）。がんになると、がんのイメージが強すぎて、本人だけではなく、周りの方や医療者でさえも、がん以外の病気に目が向きにくくなっていることがよくあります。どうして動けないのか、どういうときに、どこが、どのように痛くて動けないのかを伝え、動けない原因を知り、「動ける」「生活できる」ようにすることが大切です。これが、「がんロコモ」の概念です。

■がんとロコモティブシンドローム（がんロコモ）

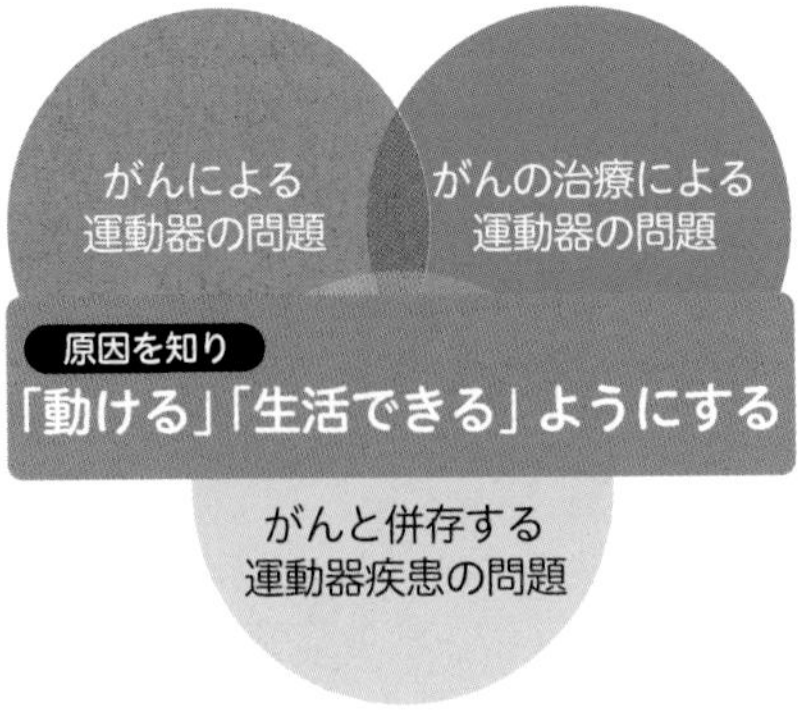

例えば、がんの転移を調べるために、骨シンチやPET-CTという検査を行います。「集積がある」という結果イコール「がんの転移」ではありません。なぜなら、筋肉の炎症や骨の変形、骨折でも同じような結果になるからです。しかし、がんの転移の検査をしているつもりなので、転移と思い込んでしまうことがあるのです。確かに、がんという言葉に誰もが妙に納得してしまうかもしれません。しかし、がんでも変形性関節症になりますし、腰部脊柱管狭窄症にもなります。がんであっても、がん以外の病気で痛みが出たり、しびれが出たり、動けなくなることはよくあります。なぜなら、がんは50歳を過ぎてから年々増えますが、骨や筋肉の変形が起こるのも同じ年代だからです。がんで動けない、あるいはがんだから仕方がないと思い込んであきらめていたのに、人工関節の手術や腰の手術を受けたら、驚くほど以前のように歩けるようになったということがあり得るのです。

移動機能は日常生活を規定する鍵になります。働いている患者さんであれば仕事場まで移動できるかどうかは、就労を続ける大きなポイントであり、高齢のがん患者さんであれば病院まで移動できるかどうかが、外来でがん治療を続けるか、在宅で介護サービスを利用した治療になるかの分かれ道になります。たかが移動機能されど移動機能であり、生活や治療を左右する重要な機能なのです。

11 がんでも動いていいの？

①運動はがんに有効

もし自分自身や大切な家族ががんになったとき、「がんで身体が弱っているから、無理に動かないほうがいいのでは？」と思うかもしれません。実際には逆で、がんに対する運動のさまざまな効果が示されています。運動は痛みや倦怠感、睡眠障害などの身体症状だけではなく、不安、抑うつなどの精神症状も減らし、生活の質（ＱＯＬ）を改善することがわかっています。さらに、身体活動量の多い人はそうでない人に比べ、がんの再発率や死亡率が低いこともわかっています。がんであってもなくても、運動はＱＯＬの維持や健康寿命の延伸にとても有効です。

一般に、成人（18～64歳）であれば、毎日60分の身体活動（日常生活での活動とスポーツなどの運動を含むすべての動作）が健康づくりのための基準となります。歩行またはそれと同等の強度の身体活動としては、犬の散歩、掃除、自転車に乗ることなどが挙げられます。高齢者（65歳以上）の場合は、横になったまま、座ったままでなければどんな動きでもよいので、毎日40分の身体活動が健康づくりのための基準となります（73ページ「適切な運動負荷」参照）。

運動を習慣化するために大切なことは、適切かつ適当な目標設定をすることです。最近は、スマートフォンのアプリで１日の歩数や睡眠時間が表示できるなど、便利な機能がたくさんあります。このような機能を利用して、毎日の運動を記録し、達成目標を記載すると、意識を高めることができ、運動不足の解消につながります。

②歩くことは元気の源

多くの医療者がチーム一丸となって治療に臨んでも、患者さんや家族の意向が明確でなければ、よいケアにはつながらず、ＱＯＬを低下させることもあります。痛みと向き合い生活するなかで、「どの程度まで痛みや症状が緩和されることを目標にするか?」「どの程度動ければ望んでいる生活が可能になるか?」など、より具体的な目標を医療チームと相談しながら明確にして、治療を続けることが大切です。

周囲の元気な高齢者を思い浮かべてみると、自営業で仕事を続けている方、シルバー人材センターに登録して社会奉仕活動を続けている方、日本舞踊やカラオケといった習い事や趣味を続けている方など、病気の有無にかかわらず、外出の頻度が高く、地域の方々と交流し、笑顔で楽しく、元気でいきいきと生活されている方が多いと思います。

コラム

歩けるとがんもよくなる―ある乳がん患者さんの経過

乳がんでホルモン治療をしている50代女性に腰痛が出てきたので、MRI検査をしたところ、第4腰椎に骨転移が見つかり、痛み止めとしてオピオイドが処方されました。安静時の痛みはなくなりましたが、体動時の痛みは変わりませんでした。痛みが強く通院が難しいので、入院して2週間の放射線治療を行いました。しかし、放射線治療が終わって2週間以上たっても痛みは変わりません。座ると両脚の外側に強い痛みが出て、座っていることができないのです。立つこともできず、ベッド上で過ごすようになり、とうとう寝たきりになってしまいました。家族は、こんな状態で家に連れて帰っても面倒がみられないと、不安を強く訴えました。主治医は入院したまま抗がん剤治

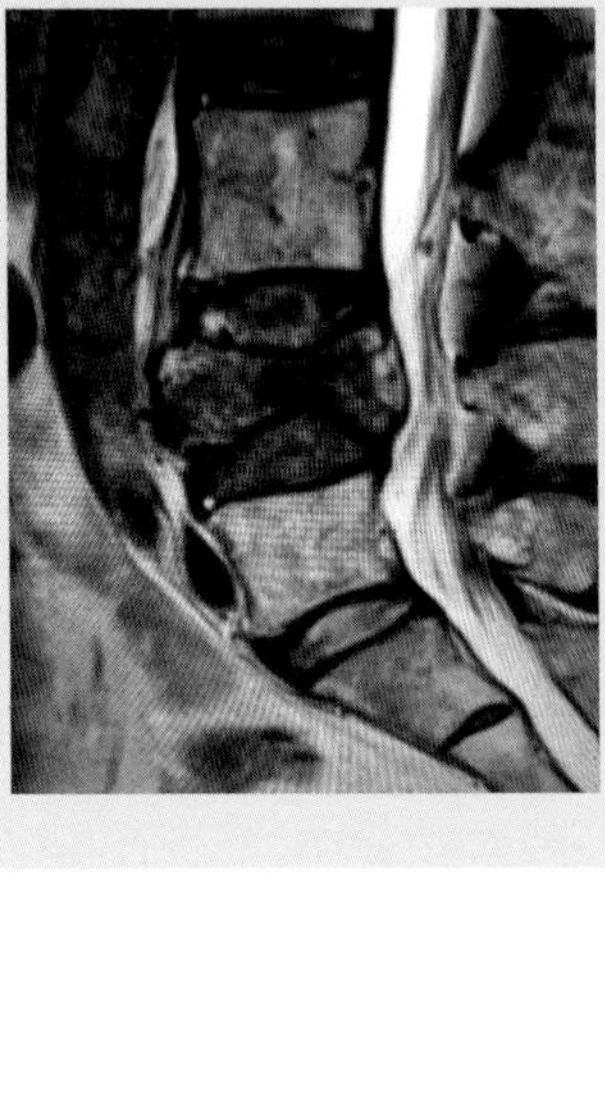

写真提供：岩瀬氏

療をすることを提案し、同意のうえで抗がん剤治療が始まりました。

しかし、始まってすぐに吐き気が出て、食事ができなくなりました。また、体動時の痛みもまったく変わらず、どんどん口数が減っていきました。心配した家族が「なんとか動けるようにしてほしい」と訴え、緩和ケアチームが介入することになりました。その際の再評価でも、安静時の痛みはありませんでしたが、座位になると両脚の外側に強い痛みが出ていました。緩和ケアチームは「痛みがよくなったら、気分もよくなるだろう」と考え、オピオイドの増量を提案しました。ところが、オピオイドが増量されても体動時の痛みは緩和されず、むしろ吐き気が強くなったので、吐き気に有効な向精神薬が処方されました。次第に吐き気は軽減し、食事ができるようになりましたが、医療チームは「抗がん剤は骨転移に対して効果がなく、むしろ痛み治療の妨げになっているので、抗がん剤は終了すべきだ」と考え、ホスピス転院を提案しました。しかし、家族は抗がん剤の中止は受け入れられないと反発し、「痛みをなんとかして、家に帰れるようにしてほしい」と訴えました。困った主治医がリハビリテーション科に相談したところ、病的骨折と下肢麻痺のリスクがあるため、ベッド上安静を勧められました。整形外科に手術の相談をしましたが、「予後（残された時間）が短いので手術適応はない」との回答でした。そこで、手術の代わりに、コルセットを作製する方針となりました。

オピオイドを減量しても痛みの増強はないのですが、座ることはできず、ベッド上生活が続いていました。1週間後に完成したコルセットを装着しましたが、痛みで座ることはできず、コルセットの意味を見出すことはできませんでした。

ある日、看護師が「コルセットがゆるくないですか?ちゃんと着けることができていますか?」と指摘し、コルセットを正しく装着したところ、座っても痛みを訴えることがなくなり、その日から座位で食事ができるようになりました。数日後には歩行器を使った歩行訓練ができるようになりました。徐々に活動性と食欲も出てきて、家に帰りたいと自ら訴えるようになりました。

退院時、歩行器がないと歩くことはできませんでしたが、コルセットを装着すると座ることができ、院内は車椅子、室内は歩行器で移動できるようになりました。コルセットの正しい装着で日常生活動作が著しく改善し、家族のサポートのもと、再び自宅で生活することができるようになったのです。以降、外来で抗がん剤と骨を強く

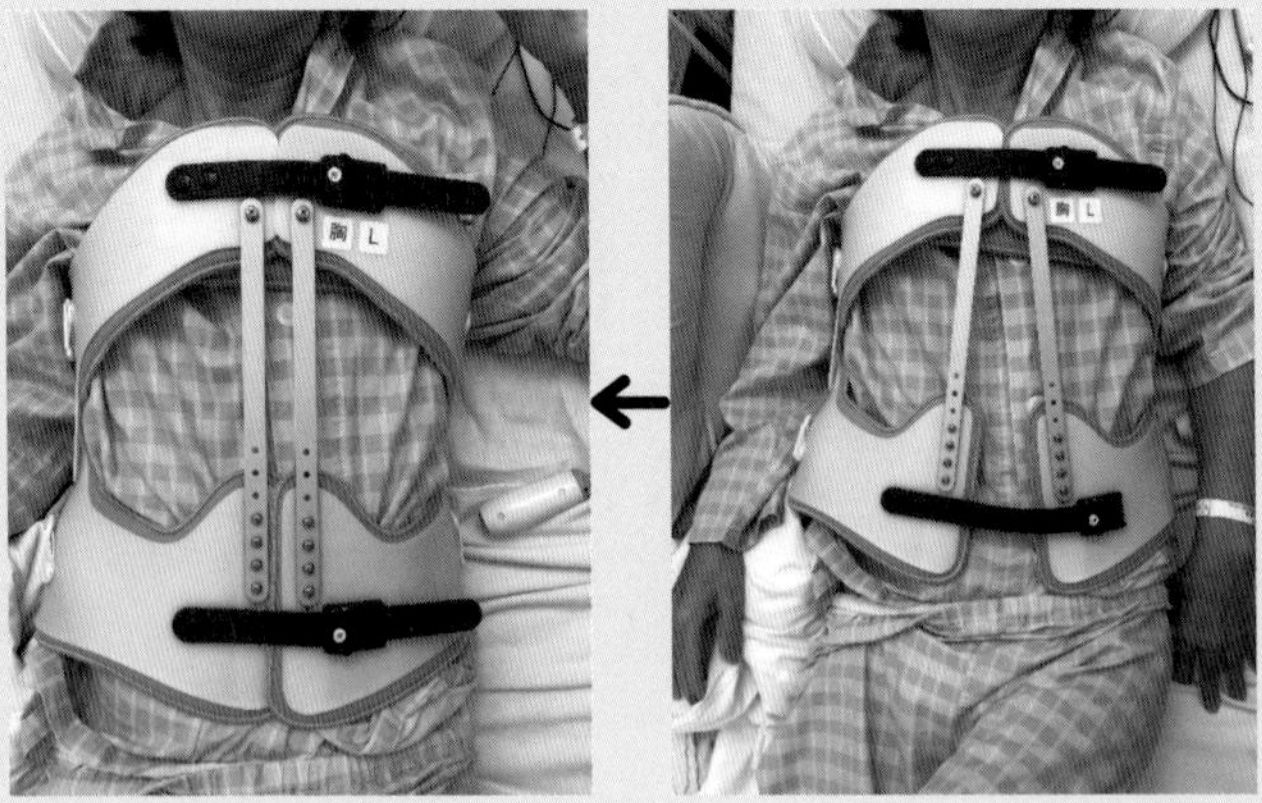

する薬（骨修飾薬）の治療を開始することになりました。入院中に介護サービス利用に関する申請手続きを進めたので、自宅退院後は毎日の定期巡回・随時対応型訪問介護看護サービスを受けることができ、家族の負担も比較的少なく、通院治療が可能となりました。抗がん剤の副作用による疲労などがあり、決して万全な体調とはいえないものの、週末は車椅子で家族と出かけ、息子が子供（孫）を連れて自宅へ遊びに来ることを「生きがい」に生活できるようになりました。

4コースの抗がん剤治療を終える頃、フォローアップの画像検査で骨硬化が確認され、ホルモン治療にスイッチされました。相変わらずコルセットがないと痛みで動くことはできませんが、治療の負担が軽くなったことで体調もよくなり、大好きなプールで歩いたり、平泳ぎしたりしています。

③なぜ歩けないかを知ろう

がんが進行したり、転移したりすると、強い痛みを起こすことがあります。その痛みはオピオイドを用いても緩和できないことがあります。とくに骨転移の場合、動いたときや座位あるいは立位の姿勢をとったときに痛みが起こります。このような痛みに対して、固定術が有効な場合もありますし、手術ができなくてもコルセット装着で痛みがコントロールできることもあります。大切なことは、痛みがコントロールされることでも、がんを治すことでもなく、「動ける」「歩ける」ことです。56ページコラムで紹介した患者さんに、安静時の痛みはありませんでした。つまり、安静にしていれば、痛みで困ることもなく、転移のある腰椎がもろくなって骨折して下肢が麻痺する危険もありません。しかし、痛みを感じないから、骨折を起こす危険性が減るからといって、残りの人生をベッド上で安静に過ごすことが、本人にとってベストの選択といえるでしょうか?

結果的に、コルセットの装着で腰椎にかかっていた負荷が軽減して痛みがとれ、中断していた抗がん剤治療を外来で再開できました。そして、がん治療の効果を期待しつつ、希望していた在宅での療養生活が実現し、「生きがい」を失わずにすみました。コルセットの正しい装着で、運命が大きく変わったのです。もし、主治医が「痛みはがんだから仕方ない」と考え、本人も家族も納得していたら、どうなっていたでしょう。おそらく、介護療養型医療施設でベッド上生活を余儀なくされていたでしょう。できるだけ痛みを感じなくさせるよりも、可能なかぎり動けるようにすることが緩和ケアの目標であるべきで、結果として動けるようになれば、がんが治らなくても、がんが進行しても、本人らしい生活ができ、本人も家族も生きがいを見出すことができるのです。

コラム

腰椎を手術し社交ダンスの大会に出場―ある乳がん患者さんの経過

乳がんで抗がん剤治療を続けている80代女性に腰痛が出現し、2週間以上も動けず寝たきりになっていました。精査したところ、肺や腰椎に多発転移を認め、腰椎転移が骨破壊や神経圧迫をきたして痛みが出ていました。一人暮らしで身寄りがない方ですが、社交ダンスや旅行が趣味で、動けなくなる前はとても活動的に生活していました。動けないくらいなら、リスクがあったとしてももう一度踊りたい、旅に出たいと強く望んで、腰椎に対する手術が行われました。術後すぐに歩くことが

写真提供：大島氏

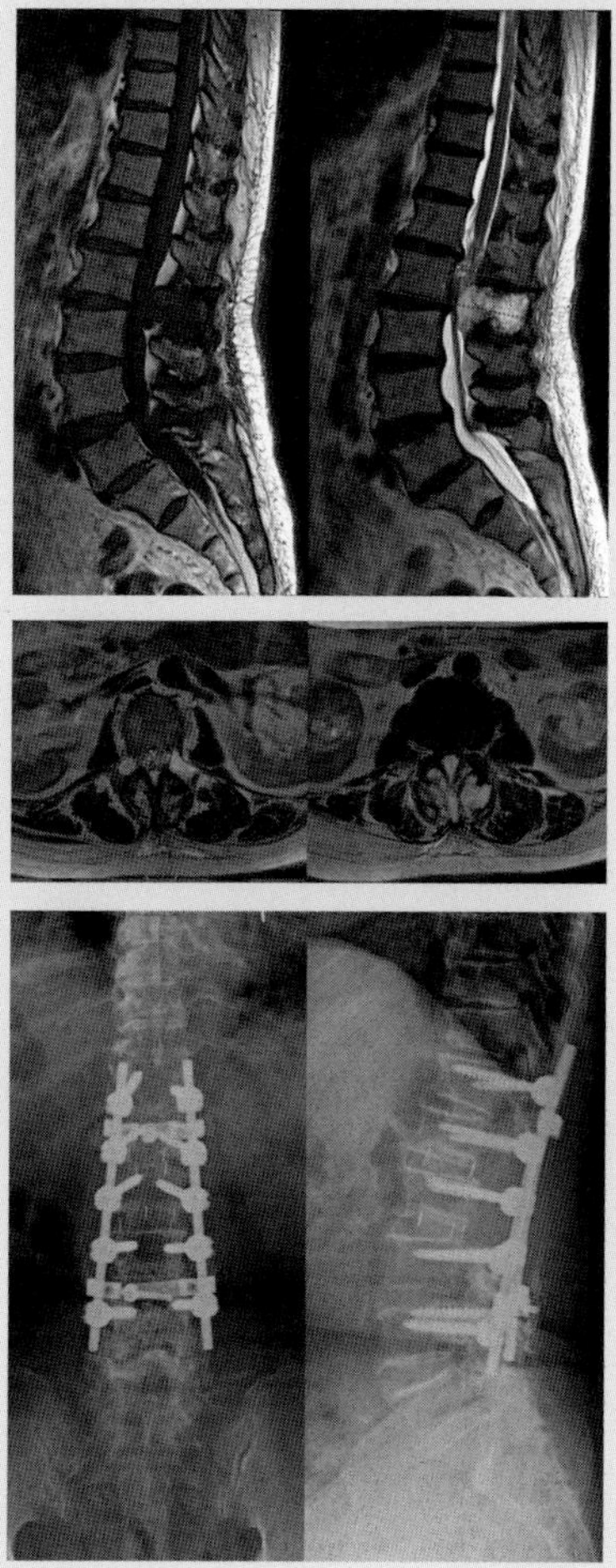

できるようになり、その後、通院で抗がん剤治療を継続しながら社交ダンスに復帰、念願の大会にも出場しました。術後5年以上経過しましたが、なお通院治療を継続しており、旅行も楽しんでいます。

コラム

手術を受け歩けるようになり、自宅へ
―ある腎盂がん患者さんの経過

腎盂がんの多発転移で抗がん剤治療を続けている50代男性の第12胸椎に新たな転移が出現しました。この転移に対して放射線治療が行われましたが、上半身を起こすと痛みが強く、起き上がることができません。ほぼ寝たきりで2カ月半が経過し、脚が動きにくくなってきました。どうしても、もう一度自宅に帰りたいと強く望んだため、整形外科に相談し、背骨の手術が行われました。痛みがとれたので術後10日で歩くことができるようになり、自宅に帰ることができました。

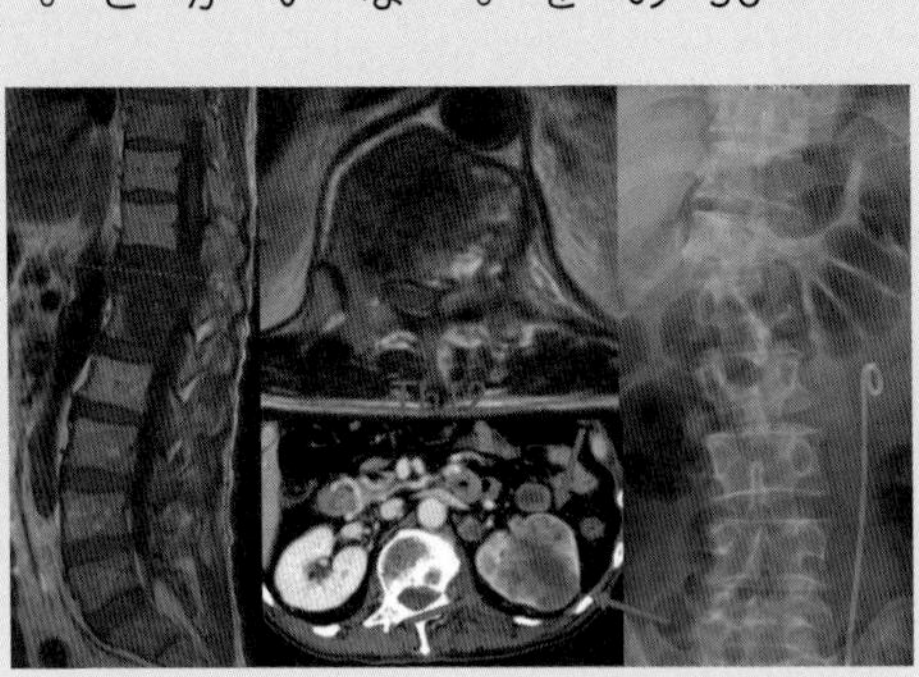

写真提供：大島氏

自宅に帰った後、1カ月で亡くなりましたが、とても穏やかなよい笑顔で過ごしたそうです。

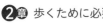

がんを治すことや元通りになることなど、完璧を目指すのではなく、何が原因で歩けないのか、どうすれば歩けるようになるのか、いまできることを常に考えることが大切です。

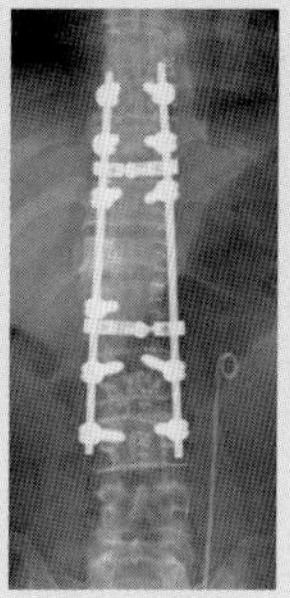

④具体的な希望を伝えよう

痛みのあるがん患者さんは医療チームにがんを診てもらうことができ、痛みを緩和してもらうことができます。医療者は患者さんに、がん治療と疼痛緩和を提供します。こうした医療は、いまではがん診療連携拠点病院では必ず提供してもらえる医療となりましたが、「がんをできるだけ治す」「痛みをできるだけとる」という医療で、患者さんも家族も本当に満足できるのでしょうか？

コラムで紹介した骨転移患者さんは、本人も家族も「がんだから仕方ない」とあきらめることはありませんでした。もし、本人と家族が「がんを治してほしい」と言っていたら、医療者は対応が難しかったかもしれません。本人も家族も「がんを治せない」ことを理解したうえで、「動けるようにしてほしい」と強く望んだからこそ、希望の実現に向けて医療チームが取り組めたのです。

⑤健康づくりを心がけよう

がんであってもなくても、「自分らしく」「自分の身体に見合った」「無理のない」身体活動は大切です。世界保健機関（WHO）は2001年に、生活機能、障害、健康の国際生活機能分類を採択しました。この中で、生活機能には心身機能・身体構造、活動・参加のすべてが含まれ、個人因子と環境因子の影響を受けるとしています。つまり、「身体機能を高める」ことには、弱った機能を回復する、あるいは、弱った筋力や体力を運動やトレーニングで取り戻すだけではなく、活動（社会生活や余暇活動）に参加することも含まれています。

健康づくりにおける重要な要素は、「運動」「栄養」「睡眠」のバランスです。このうちどれか1つでもバランスが崩れると、健康な状態は保てません。心身ともに健康な人であっても、加齢による身体機能の低下は生じてきますが、この低下を最小限に抑えるためにも、日常生活において3要素をバランスよく保つ努力が必要です。

「運動」は、生活活動でこまめに身体を動かすことが大切です。筋力トレーニングのようなハードな運動でなくても、10分を目安としてこまめに身体を動かすだけでも健康づくりに有用です。「栄養」は、エネルギー源となる糖質、脂質、身体を構成するタンパク質をきちんととることが大切です。さらに、身体の調子を整える栄養素であるビタミン、ミネラルも必要です。「睡眠」は、ぐっすり眠れるよう副交感神経を優位にするようにします。ゆっくりぬるめのお風呂に入る、軽いストレッチを行うなど、入眠しやすい工夫をすることが睡眠の質を上げることにつながります。

厚生労働省は「健康づくりのための身体活動指針（アクティブガイド）＊」の中で「＋10」（プラス・テン）によって健康寿命を延ばすことを掲げています。いまより10分多く歩行や筋力トレーニング、

■健康づくりの3要素

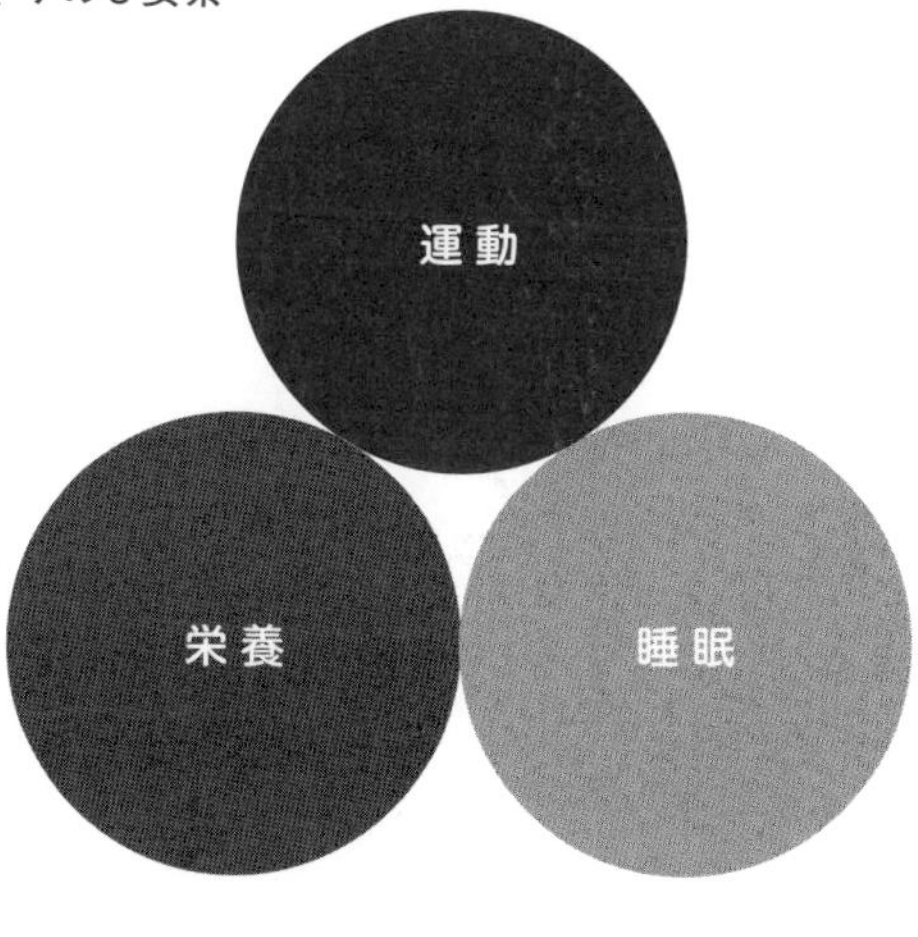

＊ https://www.mhlw.go.jp/stf/houdou/2r9852000002xple-att/2r9852000002xpr1.pdf

スポーツなどで身体を動かすよう心がけることから、１日の生活活動量を高める方法が提示されています。

健康づくりのための運動をするときは、①運動の種類、②運動の強度、③運動の持続時間、④運動の頻度を個別に計画します。健康づくりのための運動には、全身持久力、筋力、筋持久力、柔軟性などの身体能力が含まれ、個別の状態、目的に応じて計画していくことが重要です。いまの身体状況だけではなく、過去にかかっていた病気や運動の経験も考慮します。運動は一定期間の継続が必要なので、個々の嗜好に合わせて、飽きずに楽しく取り組める運動を選択し、安全で効率のよい運動をするように心がけます。

計画（Plan）、実行（Do）、評価（Check）、改善（Action）というＰＤＣＡサイクルによる管理が運動継続につながります。ＰＤＣＡサイクルは運動だけではなく、経営、教育、自己啓発などさまざまな場面で有効なものです。前向きにサイクルが回ると気持ちは上向きになりますが、うまくいかなくなったときにも落ち込まないで、「どうしたら、楽しく、自分らしく継続できるか」「次のステップ（飛躍）が待っている」と、ポジティブな思考を忘れずに、個々に合った取り組みを心がけます。

III がんでも動くときのリスク

安全に運動を行うためには、全身状態、がんの進行度、治療の経過を知り、運動時の禁忌事項を医師に確認することが必要です。メリットとリスクを天秤にかけて、がんでものようにしたら動けるか考えることが大切です。

抗がん剤治療は、薬の副作用や多量の点滴で心臓に負荷がかかり、心肺機能が低下しやすくなります。治療中はあまり動かないため、廃用症候群（長期の安静によるさまざまな心身の機能低下）にもなりがちです。また、吐き気や嘔吐、疲れやすさ、血圧低下なども起こります。とくに、嘔吐は、窒息や誤嚥性肺炎にもつながるので、吐き気が強い時期は運動を行うべきではありません（105ページ「がんや治療による主な障害」参照）。

放射線治療は、吐き気、食欲不振、倦怠感が起こりやすくなります。照射部位にもよりますが、脳や気道の浮腫、皮膚炎、消化管障害、神経障害、リンパ浮腫、骨・関節障害、口腔や唾液腺の障害も生じます。胸水があると、少しの動作でも体内酸素濃度が低下して呼吸困難になりやすくなります。安静時に呼吸困難があれば、寝ているより上体を起こしたほうが楽なときもあります。体力を消耗する運動は行わず、楽な姿勢を見つけてできる範囲で動くことがポイントです。苦痛にならない程度の動き、ストレッチ、リラクゼーションを心がけます。

抗がん剤治療や放射線治療によって、血液を作る組織である骨髄の働きが抑えられると、血液を構成する白血球、赤血球、血小板が減少して感染症、貧血、出血傾向を生じることがあります。貧血は、動悸や息切れなどの自覚症状が出るときもありますが、自覚症状が出ないときもあるので、血液検査に基づいた判断が必要です。感染症で、痛み、倦怠感、発熱などの症状があれば、運動を行うべきではありません。出血傾向は、皮下出血などで

■がん患者さんのリハビリテーションの中止基準（目安）

1. ヘモグロビン 7.5g/dL 以下、
   血小板 50,000/UL 以下、
   白血球 3,000/UL 以下
2. 骨皮質の横径 50%以上、
   長径 3cm以上の溶骨性病変
3. 有腔内臓、血管、脊髄の圧迫所見
4. 痛み、呼吸困難、
   運動制限を伴う胸水、
   心のう水の貯留
5. 中枢神経系の機能低下、意識障害、
   頭蓋内圧亢進
6. 低・高カリウム血症、
   低ナトリウム血症、
   低・高カルシウム血症
7. 起立性低血圧、
   160/100mmHg 以上の高血圧
8. 110/ 分以上の頻脈、心室性不整脈
9. 38℃以上の発熱

Gerber LH,ValgoM. Rehabilitation Medicine : Principles and Practice, 3rd Ed. Philadelphia 1998 を一部改変

自覚できることもありますが、脳出血などが急性に生じることもあるので、予防が大切です。血小板数3万以上であれば運動制限はありませんが、血小板数1～2万であれば有酸素運動を主体として、筋力トレーニングは控えるようにしましょう。血小板数1万以下であれば、積極的な運動を行うべきではありません。

がんによって血液凝固系の異常が起こることもあります。それに加えて、がんの治療や長期間の入院、ベッド上安静で血液の流れが悪くなり、血栓を生じやすくなります。脳や心臓の血管が詰まるといのちの危険が生じる可能性があるので、①数日で急にむくみが出てきた、②部分的に熱感があり、赤くなっている、③ふくらはぎをつかんだり、足首を動かしたりするとふくらはぎが痛いといった症状がある場合は、医師へ速やかに相談すべきです。いつの間にか深部静脈血栓症ができており、肺血栓塞栓症（エコノミークラス症候群）や脳塞栓症（脳梗塞）といった危険な病気を起こすことがあります。

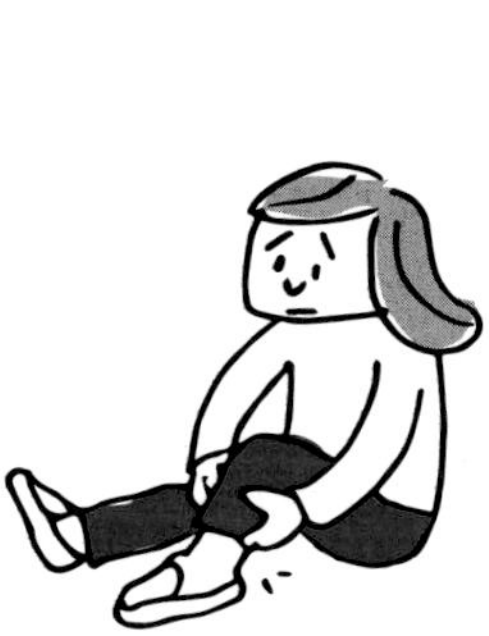

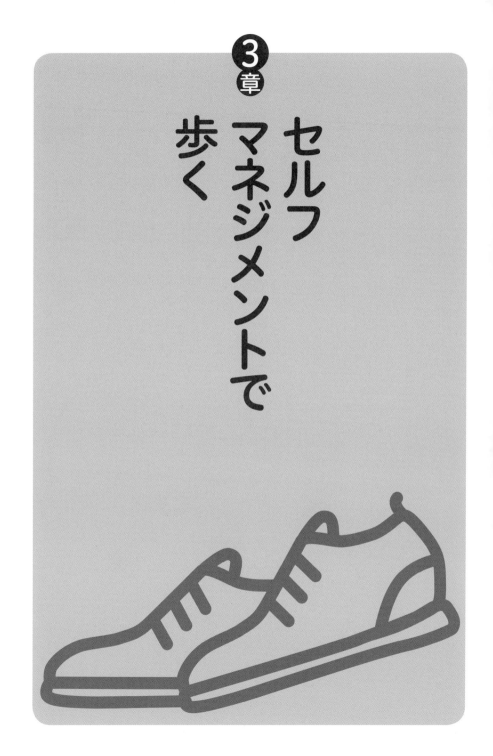

3章

セルフマネジメントで歩く

1 運動の実際

①運動の計画

運動を始めるときは、いま何ができ、さらに何ができるようになりたいかを考え、取り組む内容を決めます。いまの状態、いまできることをもとに運動を計画します。最初から欲張らず、1段階ずつできるようにするのがポイントです。いつもの生活より運動することを心がけるだけで、健康づくりに役立ちます。

まず、それぞれの運動に目標となる回数や速度を設定します。最初から頑張らずに、笑顔で毎日続けられるように心がけましょう。途中でつらくなったら、休憩しながらでかまいません。

運動は大きな動きが望ましいのですが、痛みや不快

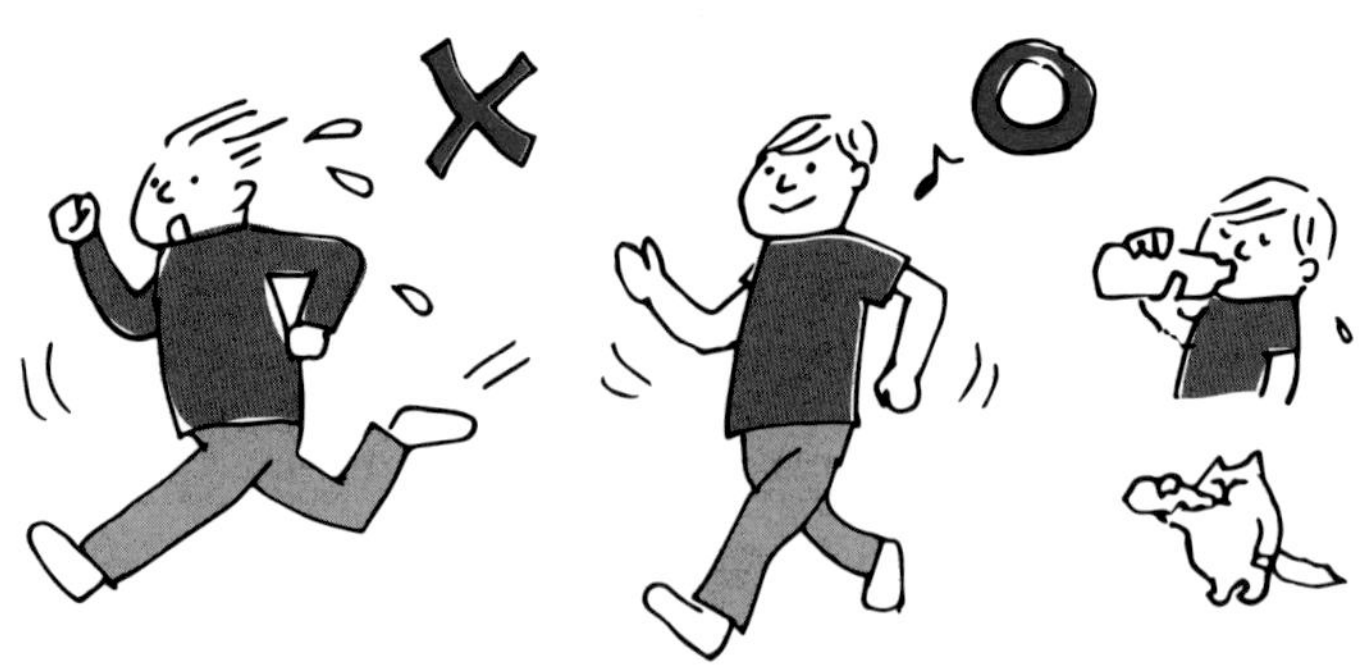

を伴うような動きは推奨されません。また、効果的に安全に行うために、スピードコントロールも大切です。決して速ければよいわけではありません。また、できれば呼吸を止めずに行うことが理想的です。息を吸うのか吐くのかを確認しながら運動します。休憩のときの水分補給も大切で、喉が渇いたと感じる前に補給することを心がけます。

②適切な運動負荷

「運動しなさい」「運動がいいですよ」と突然言われても、どんな運動をどの程度すればよいのか、よくわかりません。入院しているときと退院してからでは、身体の状態も生活環境も変わり、同じというわけではありません。教わろうにも、他人の病気を理解したうえで教えてくれる人なんて、なかなかいません。そんなとき、自己流でよかれと思って運動すると、思いがけないことが起こるかもしれません。

確かに、個々の病気に応じて、してはいけないこと、しないほうがよいことはあります。しかし、何もしなければ、いつまでもよくならなかったり、逆に悪くなったりします。運動は、安全に、楽しく、継続して行うことが重要です。がんであってもなくても、適度な運動が健康づくりに役立つことは間違いありません。

❶適度な運動とは

厚生労働省は、国民の健康づくりのための身体活動を推進するために、「健康づくりのための身体活動基準２０１３」および「健康づくりのための身体活動指針（アクティブガイド）」を策定しています。身体活動は、栄養や食生活、休養や睡眠、心の健康とともに大切です。身体活動とは、日常生活における労働、家事、通勤・通学などの「生活活動」と、スポーツ競技や健康維持に必要な体力の維持・向上を目的とし、計画的・継続的に実施される「運動」のことです。身体活動不足は、肥満や生活習慣病を引き起こす可能性があり、高齢者の自立度低下やフレイル（虚弱）の危険因子でもあります。ＷＨＯは、高血圧、喫煙、高血糖に次いで、身体活動不足を全世界の死亡に対する危険因子の第４位と位置づけています。

健康づくりのために日常生活で身体を動かす量の目安として、18～64歳の場合は、毎日60分、散歩（歩行）程度の活動が基準となります。男性は1日約９０００歩、女性は1日約８５００歩が目標です。65歳以上の場合は、横になったまま、座ったままでなければどんな動きでもよいので、毎日40分の身体活動が基準となります。高齢者が自立した生活を送るためには「動ける」ことが最重要ポイントです。がんだけではなく、骨粗鬆症による骨折や変形性疾患でも運動器が障害されたり、サルコペニア（加齢に伴う筋量や筋力の減少）で寝たきりになったりするリスクが高いため、身体活動を継続するようにします。

運動で身体を動かす量の目安としては、18～64歳の場合、毎週60分、息が弾み汗をかく程度の運動（ボウリングや社交ダンス、ゴルフ、ラジオ体操、卓球、平泳ぎなど）を行います。身体活動量を増やすだけではなく、運動を習慣にして体力（全身持久力）をつけることも大切です。基準となるのは、メッツ（該当する身体活動におけるエネルギー消費量が安静時代謝量の何倍に相当するかを示す単位、安静時は1メッツ、普通歩行は3メッツ）で、基準となる強度の運動を3分以上継続できることを目安とします。基準値の50～75％の強度の運動を習慣的に（1回30分以上、週2回以上）行うことが目標です。

身体活動が生活習慣病の予防などに効果があることははっきりしていますが、心臓病や脳卒中、腎臓

■性・年代別の全身持久力の基準

下に示す強度での運動を3分以上継続できた場合、基準を満たすと評価できる。

年齢	18～39歳	40～59歳	60～69歳
男性	11.0メッツ (39mL/kg/分)	10.0メッツ (35mL/kg/分)	9.0メッツ (32mL/kg/分)
女性	9.5メッツ (33mL/kg/分)	8.5メッツ (30mL/kg/分)	7.5メッツ (26mL/kg/分)

注）表中の（　）内は最大酸素摂取量を示す。

出典：厚生労働省運動基準・運動指針の改定に関する検討会報告書
「健康づくりのための身体活動基準2013」体力（うち全身持久力）の基準

病など大きな合併症がある場合、過度の運動は心不全や大動脈解離など、いのちに関わる危険性もあります。血圧上昇や不整脈、低血糖、眼底出血、変形性関節症の悪化、骨折などを起こす可能性もあるので、メリットとリスクを理解して、体調や生活の自己管理を行いながら担当医と相談して身体活動に取り組みましょう。

服装や靴選びも大切ですし、運動を効果的かつ安全に行うためのウオーミングアップやクーリングダウンも欠かせません。正しいフォームや足腰に痛みがあるときの活動について指導を受け、安全に、

■ 消費カロリー（kcal）＝強度（メッツ）×時間（h）×体重（kg）

身体活動で消費するエネルギー

	普通歩行	速歩	水泳	自転車（軽い負荷）	ゴルフ	軽いジョギング	ランニング	テニス（シングルス）
強度（メッツ）	3.0	4.0	8.0	4.0	3.5	6.0	8.0	7.0
運動時間	10分	10分	10分	20分	60分	30分	15分	20分
運動量（メッツ・時）	0.5	0.7	1.3	1.3	3.5	3.0	2.0	2.3
体重別エネルギー消費量（単位：kcal）								
50kgの場合	20	25	60	55	130	130	90	105
60kgの場合	20	30	75	65	155	155	110	125
70kgの場合	25	35	85	75	185	185	130	145
80kgの場合	30	40	100	85	210	210	145	170

エネルギー消費量は、強度（メッツ）×時間（h）×体重（kg）の式から得られた値から安静時のエネルギー量を引いたものです。すべて5kcal単位で表示しました。

出典：厚生労働省運動基準・運動指針の改定に関する検討会報告書
「健康づくりのための身体活動基準2013」参考資料6より作成

楽しく、継続して活動することが理想です。

❷がんによる運動の違い

がんの種類や治療によって、したほうがよい運動があるのは事実です。乳がんの場合は、手術で腕を動かしにくくなることがあるので、指、腕、肩の運動を心がけましょう。リンパ浮腫がある場合は、弾性着衣や弾性包帯で圧迫したまま関節運動をすると、筋肉が伸び縮みしてリンパ液の流れがよくなります。悪性リンパ腫などの血液がんの場合は、抗がん剤や骨髄移植などの治療で身体を動かせない

■正しい靴、正しいフォームで！

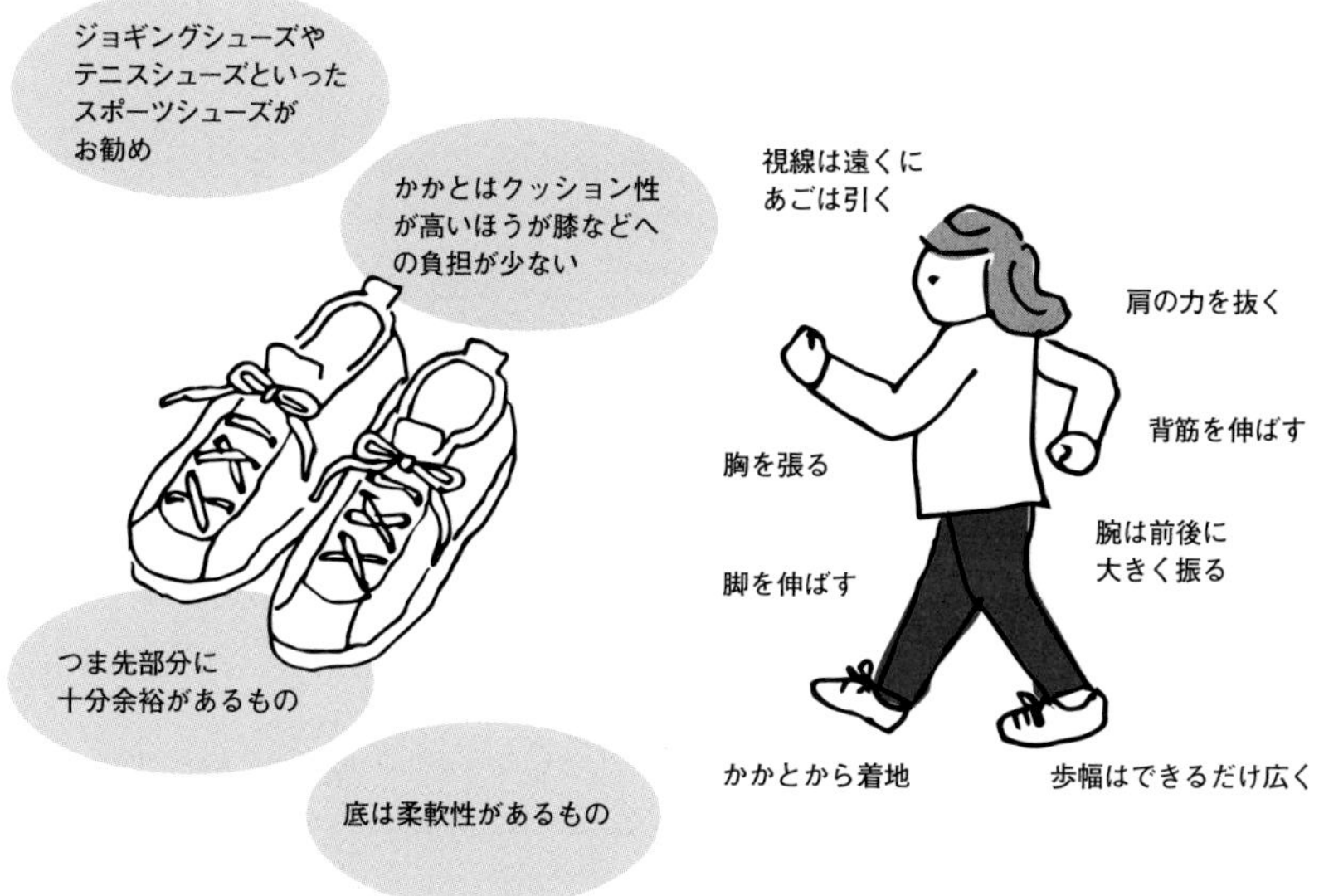
ジョギングシューズやテニスシューズといったスポーツシューズがお勧め
かかとはクッション性が高いほうが膝などへの負担が少ない
つま先部分に十分余裕があるもの
底は柔軟性があるもの
視線は遠くにあごは引く
肩の力を抜く
背筋を伸ばす
胸を張る
腕は前後に大きく振る
脚を伸ばす
かかとから着地
歩幅はできるだけ広く

ことが多いので、負担の少ない柔軟運動やウオーキングなどの有酸素運動が勧められます。

注意事項として、

■ 軽い体操

大きな動きで筋肉や関節をほぐしましょう。深呼吸や軽い跳躍、屈伸や前後屈、上体や手首、足首の回旋運動などをしてみましょう。

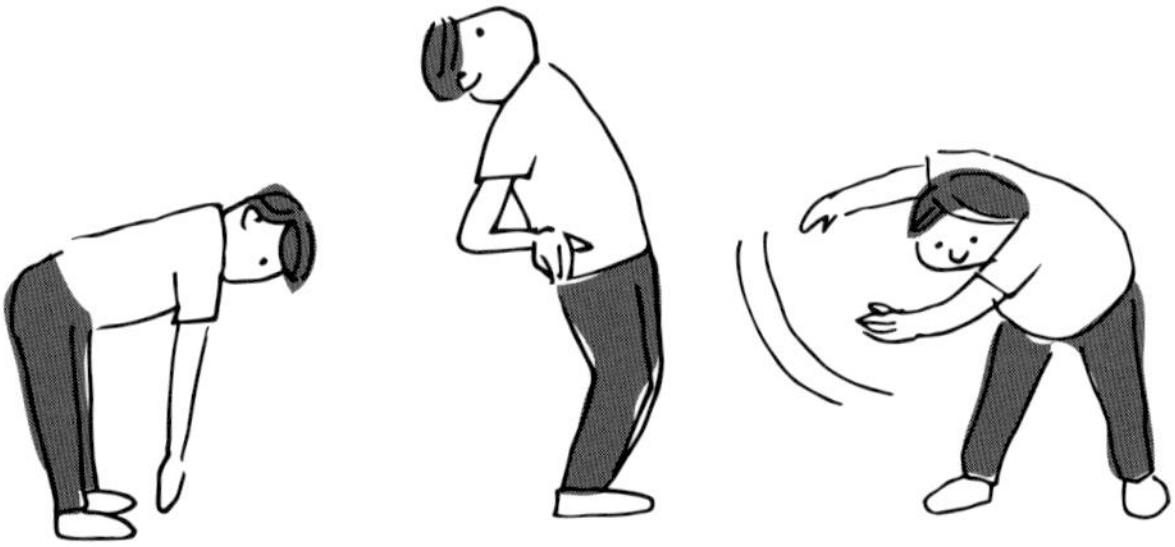

■ ストレッチ

伸ばすことで筋肉や関節をほぐしましょう。ふくらはぎや大腿部、腰や背中、肩、腕、手首などをゆっくりと伸ばしていきましょう。

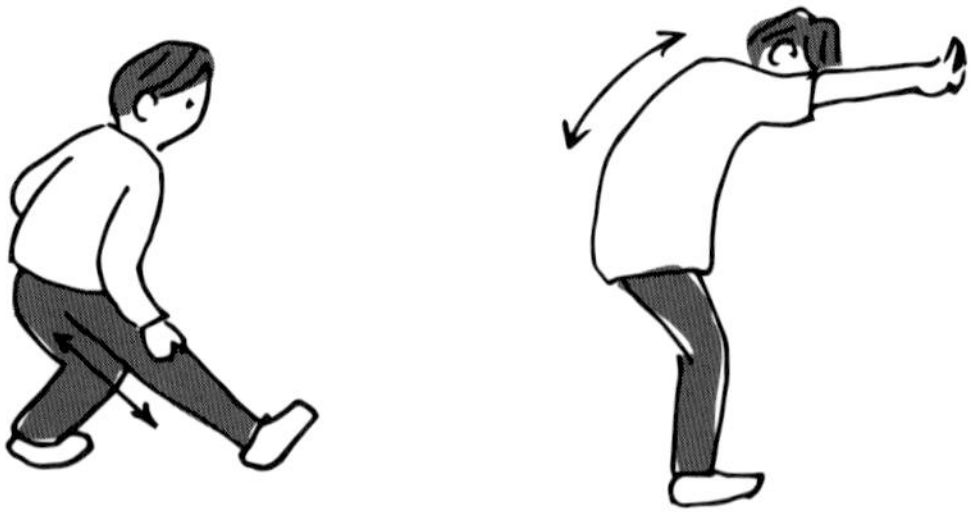

・抗がん剤の点滴中や治療後24時間以内は避ける
・貧血がある場合は避ける
・抗がん剤による白血球減少がある場合、感染予防のため公共施設を避ける
・放射線治療をしている場合、皮膚保護のためプール（塩素含む）を避ける
ようにします。

整形外科医が勧める運動の詳細については、動画共有サービスYouTubeの「ロコモチャレンジ」というチャンネルで複数の関連動画が配信されており、今後もがん患者さん向けの運動に関するテキストの配布や動画の配信が予定されています。

❸目標となる運動負荷重

運動負荷量の設定は難しく、疲れたらやめる、あるいは目標の時間や距離を達成したらやめることが多いと思います。運動強度を設定する目安として、心拍数で設定する方法（カルボーネン法）をご紹介します。

目標心拍数＝（予測最大心拍数－安静時心拍数）×運動強度＋安静時心拍数が計算式です。予測最大心拍数は、220－年齢で計算し、運動強度は、高齢者が40％（0・4）、中高年が50～60％（0・5～0・6）、若年が50～70％（0・5～0・7）で設定します。例えば、

年齢が75歳で安静時心拍数が65回／分であった場合、目標心拍数＝（220－75－65）×0・4＋65＝97回／分となります。もちろん、合併症の有無や体調によって設定を変えなければいけないことはいうまでもありません。

また、ダイエットで話題になるカロリーは、活動するために必要なエネルギーの単位です。人は食事で栄養をとり、それをエネルギーに変換して活動しています。生活で消費するカロリーよりも摂取するカロリーが多ければ太ります。健康的に痩せるためには、栄養バランスのとれた食事を心がけ、適度に身体を動かし、消費カロリーを増やすことが大切です。無理な運動をしなくても、日常生活の動作を少し見直すだけで、健康づくりにつながります。早起きしてストレッチやウオーキングをしたり、通勤・通学で早歩きしたり、電車の中で座らずに立ったり、エレベーターではなく階段を使ったり、休み時間に身体を動かしたり、掃除や洗濯をこまめにしたり、横にならず上体を起こしてテレビを見たり、立ったままシャワーを浴びたりと、ちょっとした工夫で消費カロリーを増やすことができます。

では、次のページから自宅で簡単にできる運動（ストレッチ）を紹介しましょう。バランスよく全身を動かすことが重要です。

③実際にやってみよう！

❶下肢の運動

1. 足趾の曲げ伸ばし

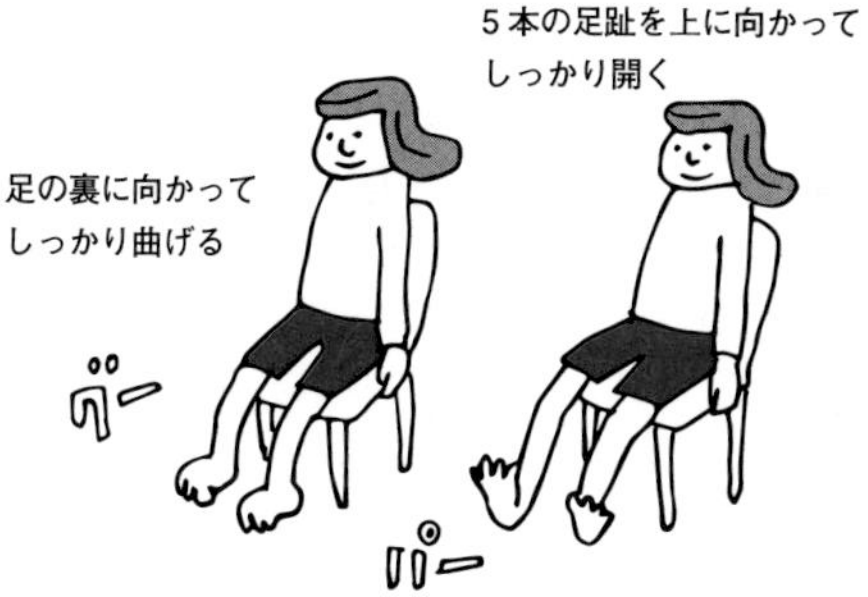
5本の足趾を上に向かって
しっかり開く
足の裏に向かって
しっかり曲げる
グー
パー

2. 足首の曲げ伸ばし

脚を伸ばして座り、膝に力を入れて、つま先を伸ばしたり反らしたりする

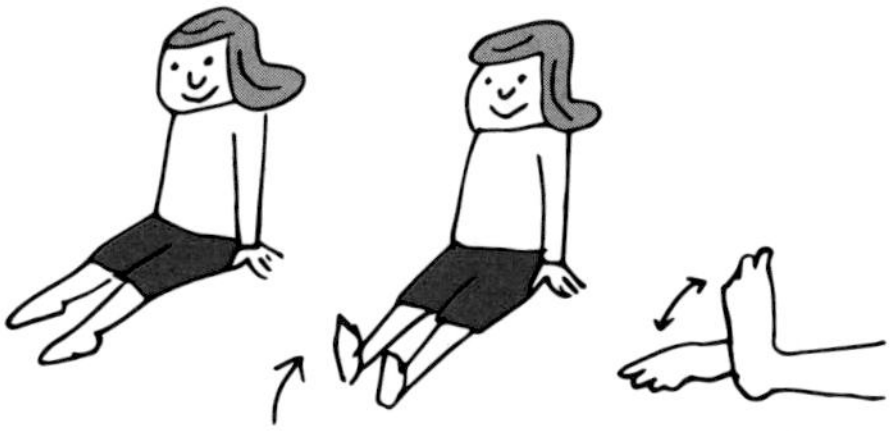

3. 膝の曲げ伸ばし

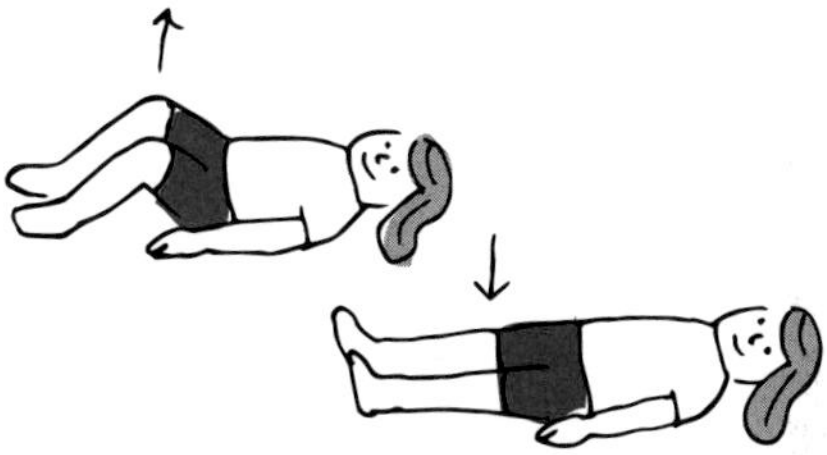

4. 股関節の運動

①股関節の曲げ伸ばし

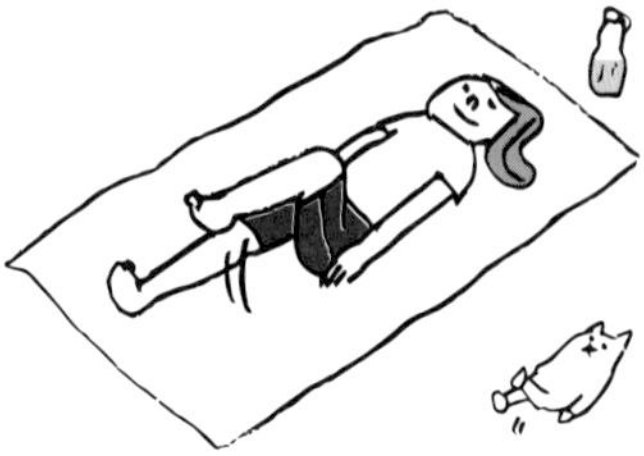

②膝を立てて左右に開いて閉じる

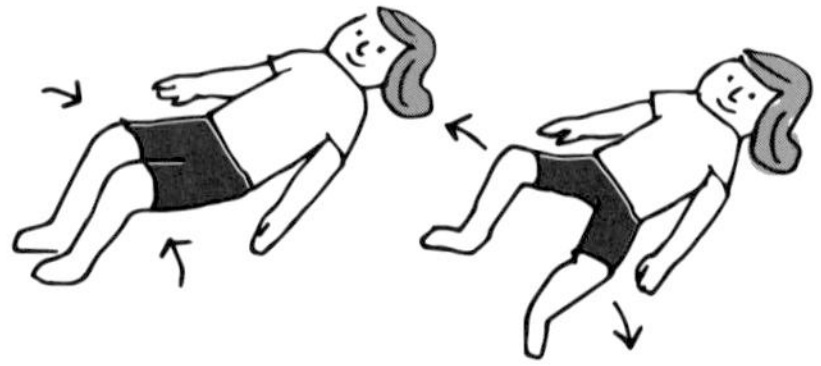

③膝を立てて片脚ずつ膝を伸ばして曲げる

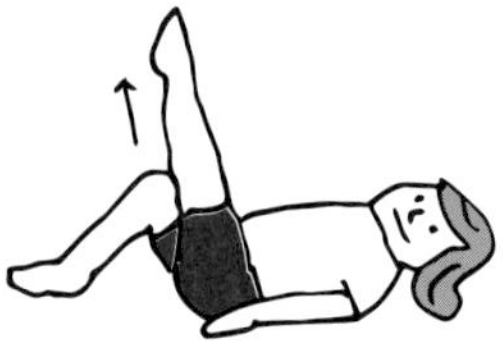

④両脚を伸ばしたまま、片脚を持ち上げる

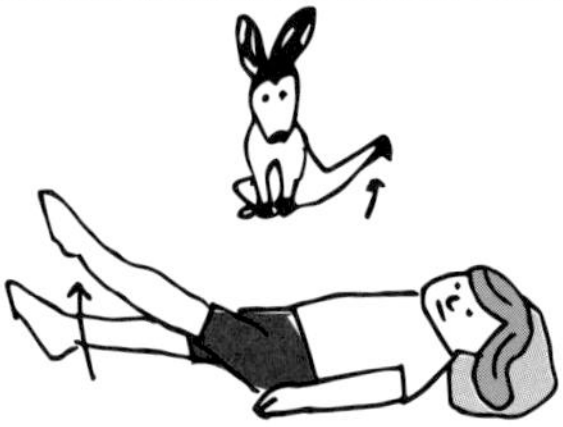

⑤横向きで片脚を上げる

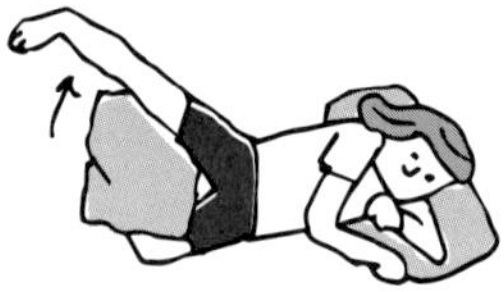

5. 座位での運動

①椅子に座って足踏み

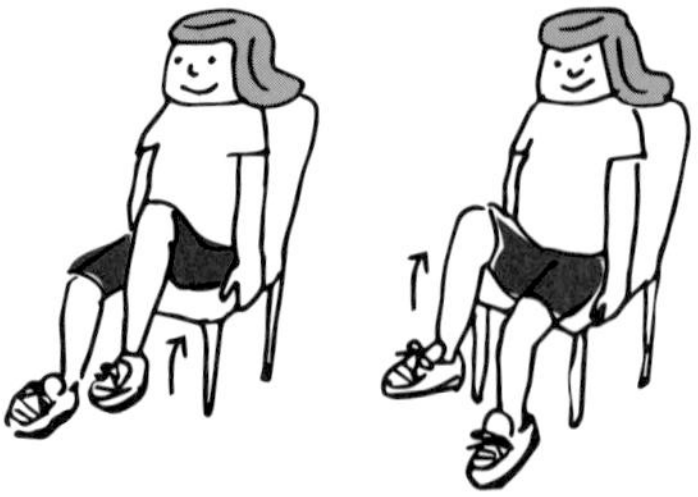

②椅子を持って上体を固定し、
肩幅に開いて閉じる

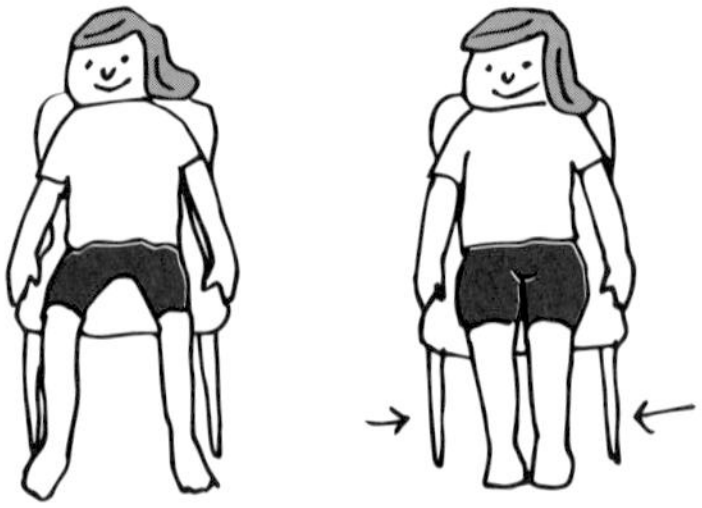

6. 立位での運動

①アキレス腱やふくらはぎを伸ばす

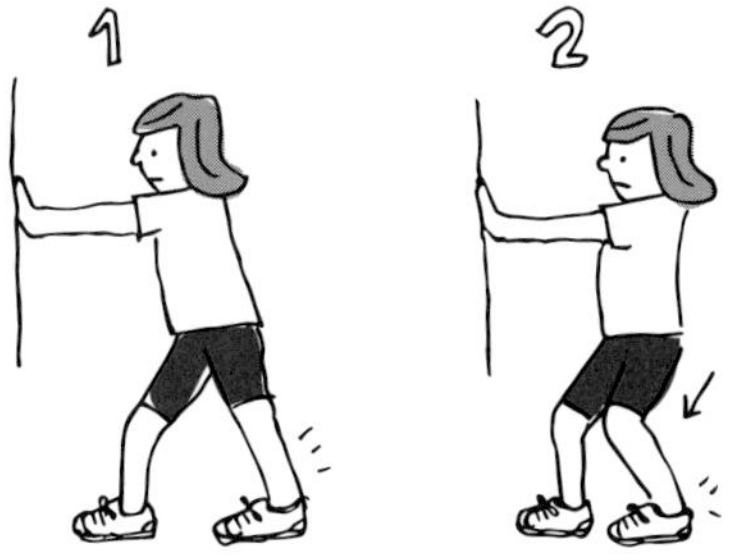

両手を肩幅に開いて壁にあて、両足を前後に開いて
両足のかかとをつけたまま、前足を曲げてふくらは
ぎを、後ろ足を曲げてアキレス腱を伸ばす

②立って足踏み

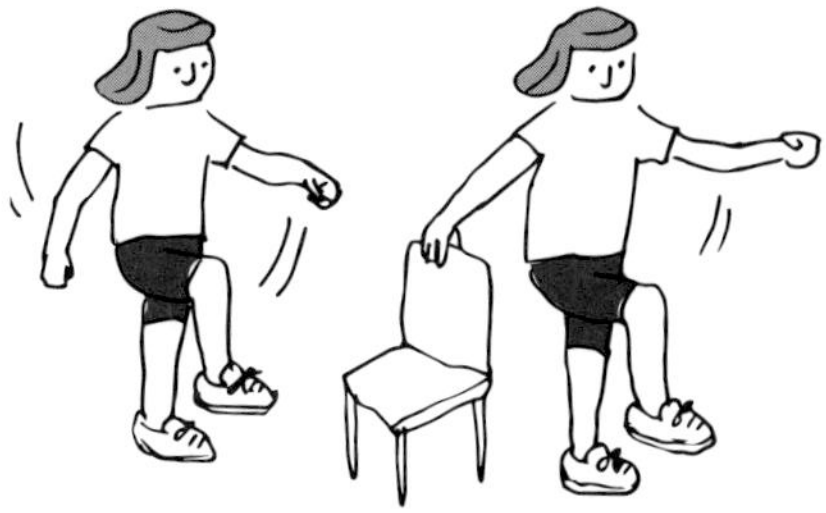

腕を大きく振る。自信のない場合は椅子につかまっ
て行う

③片方の足で立つ

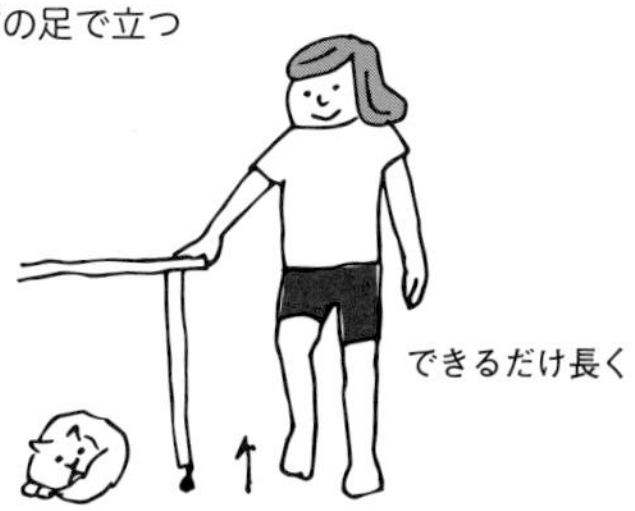

④片脚ずつ左右に
開いて閉じる

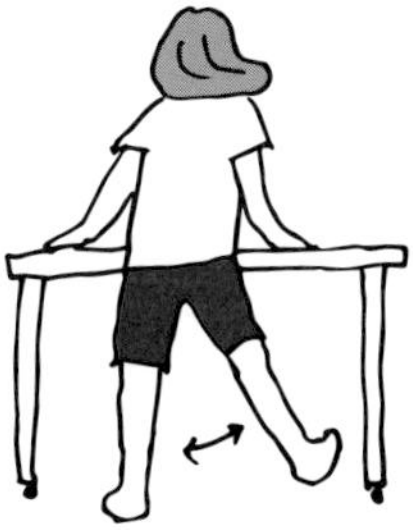

⑤スクワット

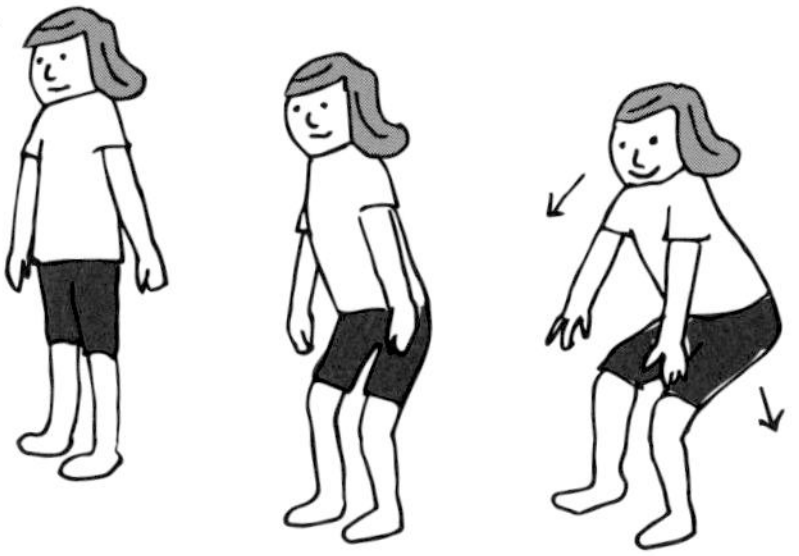

足は肩幅より少し広く外向きに開いて立つ
膝がつま先より前に出ないよう気をつけてゆっくり腰を落とす
前傾姿勢でバランスをとる（手は前に出てもよい）

⑥つま先立ち

つま先で立って
勢いよくかかと
をつける

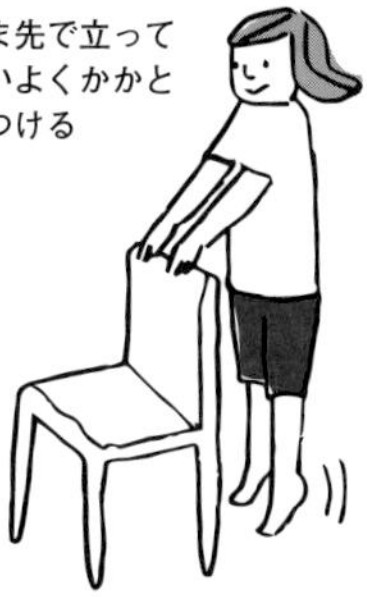

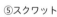

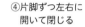

1. 手指の曲げ伸ばし

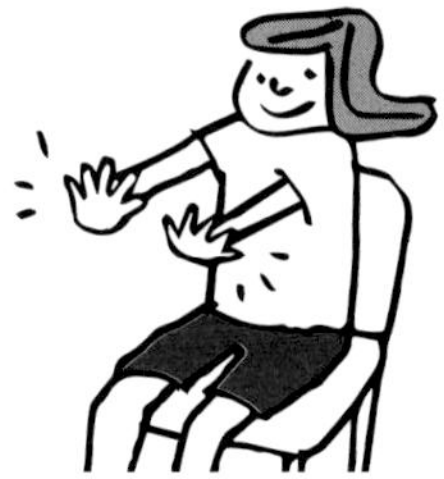

2. 手首の曲げ伸ばし

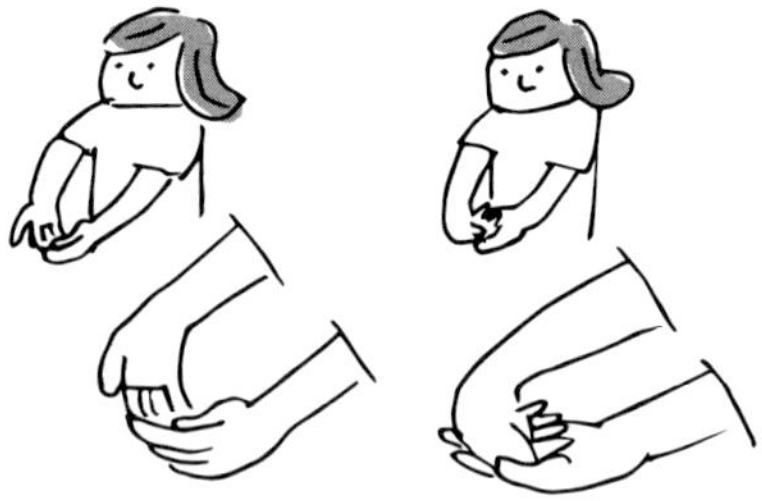

肘を伸ばして手首を曲げる

3. 肘の曲げ伸ばし

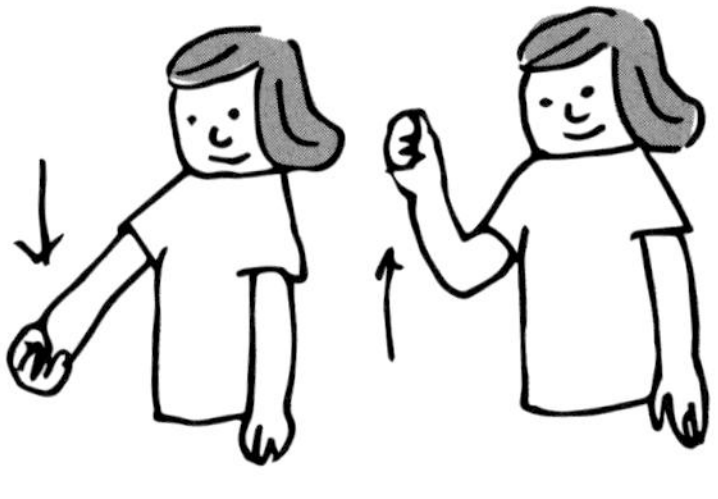

4. 肩の運動

①肩を上げて下げる

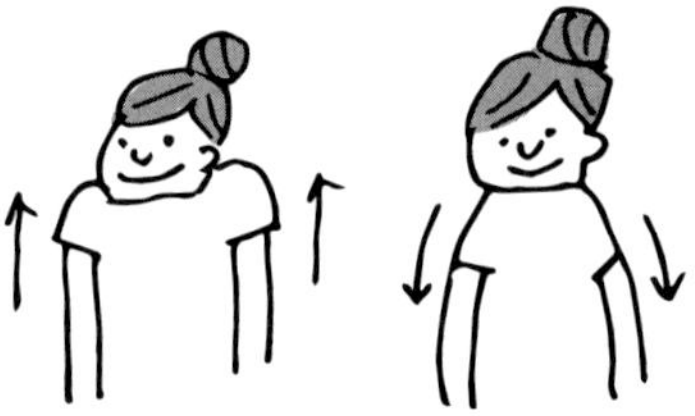

②肩を大きく後ろに回し
肩甲骨を動かす

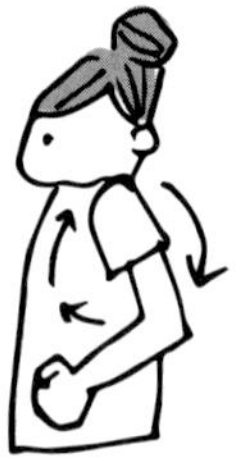

③万歳をする

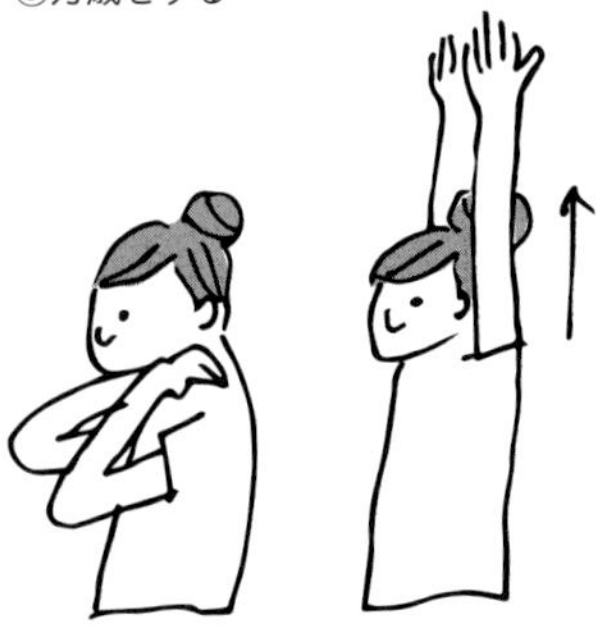

1. 腹式呼吸

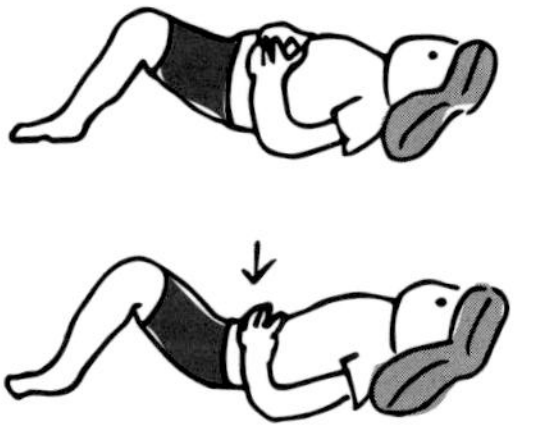

鼻からゆっくり息を吸い、お腹をへこませる
イメージでゆっくり口から息を吐く

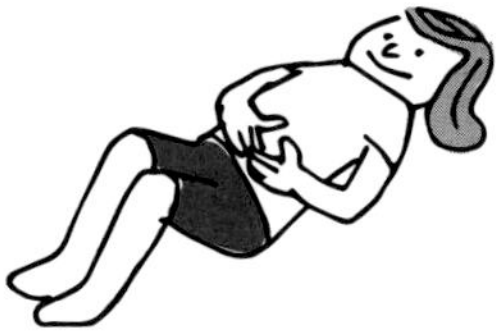

2. ヒップアップ

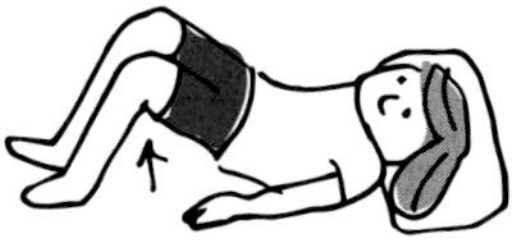

腰を持ち上げる

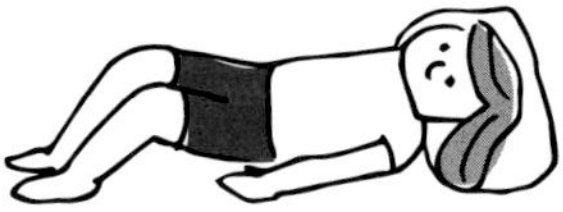

3. 四つん這いストレッチ

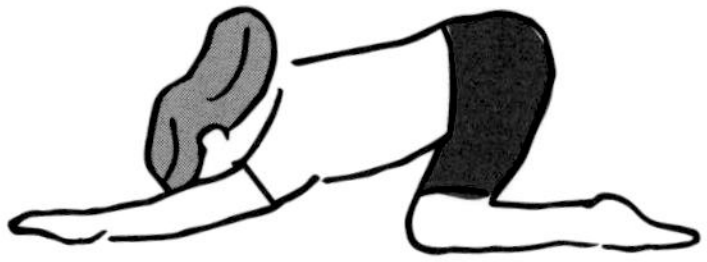

両腕を伸ばし、おしりを上に突き出すようにして腰と脇を伸ばす

4. 四つん這いバランス運動

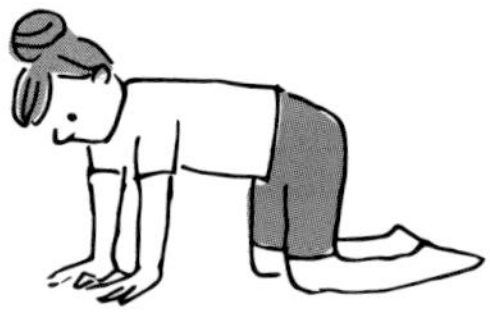

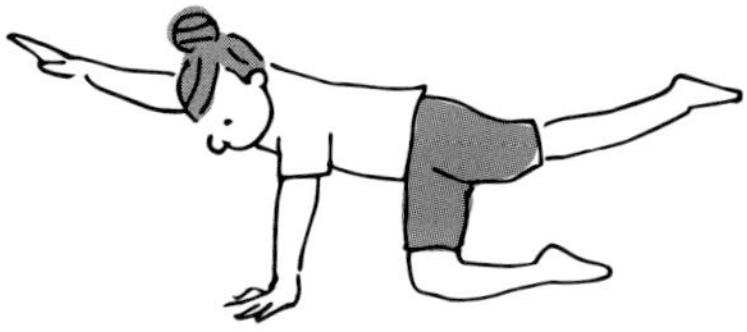

四つん這い姿勢から右手、左足を上げる
反対側の左手、右足も同様に行う

II 食事の工夫

①知らぬ間に減る筋肉

筋量や筋力が減少している状態を「サルコペニア」といいます。サルコペニアは、加齢に伴って起こるほか、身体活動量の低下や栄養不足、慢性疾患などによって起こります。サルコペニアは、次のような診断基準で診断されます。

①歩く速さ（1・0m／秒未満）
横断歩道を渡りきるのに必要な速度は1m／秒といわれています。
②筋肉量（BIA：男性7・0kg／m^2未満、女性5・7kg／m^2未満）
生体インピーダンス法（BIA）は、一般の体組成計で測定可能です。
③握力（男性28kg未満、女性18kg未満）

アジアサルコペニアワーキンググループ（AWGS）によって2019年に改訂されたアジア人向けの診断基準

②歩くためには栄養が必要

歩くためには、筋力が必要です。筋力を発揮するためには、筋肉が必要です。では、筋肉量を増やすためにはどうすればよいでしょうか。最初に思い浮かぶのは「運動」です。運動不足になると筋肉量が減ると思っている人は多いのではないでしょうか。確かに、運動不足はサルコペニアを引き起こす原因の1つです。しかし、サルコペニアの原因は運動不足以外にもあります。栄養の摂取不足や病気そのものが原因になっていることがあるのです。とくに次のような方は注意が必要です。

・食欲が減退している（元々食べる量が少ない）
・歯の噛み合わせが悪い
・水分を飲むとむせてしまう
・高齢者
・家に閉じこもっていることが多い
・外に出かける気分にならない
・複数の薬を内服している

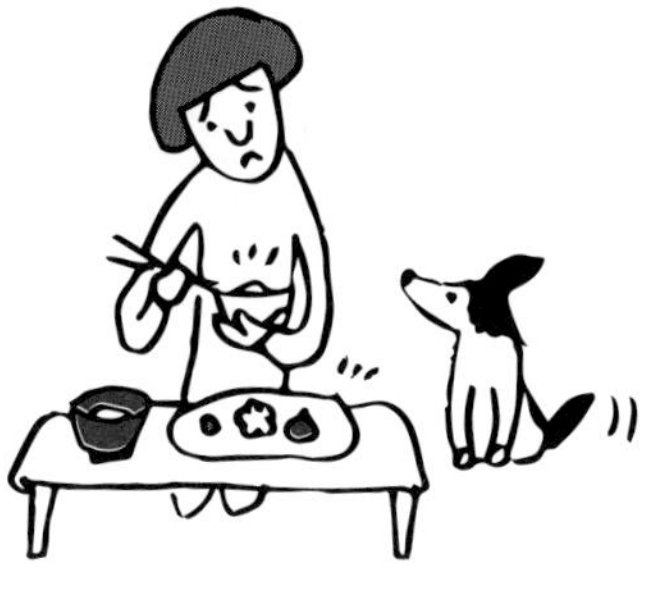

・最近、急に運動を始めた

食欲が減退して食事でとる栄養が足りなくなると、必要なエネルギーを得るために体内で筋肉が分解され、さらに痩せてしまいます。歯の噛み合わせが悪かったり、飲み込む力が弱くなったりすると、食事量は減り、活動性が低下し、気分が落ち込み、食事量はさらに減ります。また、薬の副作用で食欲が低下することもあります。急に運動量が増えると、身体はより多くのエネルギーを必要とするので、病気の治療中に運動を始めたときは、より一層、低栄養に注意しなければいけません。

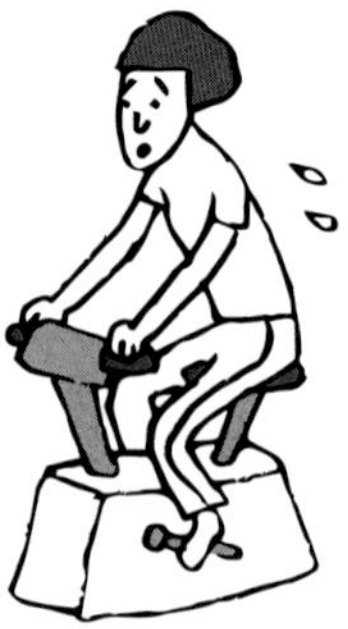

③食べることと栄養をとること

がん患者さんは、食欲がなくなり、体重が減ると聞いたことがあると思います。原因として、心理的な要因、抗がん剤や放射線治療による副作用、がんそのものによる影響が考えられます。そのため、原因によって栄養面でのサポートも異なります。「食べること」と「栄養をとること」は同じではありません。栄養をとることは口から食べなくても可能ですが、口から食べることで唾液が分泌され、口腔内の衛生環境が保たれ、胃腸を動かすことで免疫機能が高まります。何を食べたほうがよいかは、手術の前後、抗がん剤や放射線治療をしているとき、がんの進行具合によって異なります。

❶心理的な要因

がんになると、感情が不安定になり、不眠や食欲不振が生じます。また、「食べないといけない」「病気がよくならない」などと本人や家族がプレッシャーをかけていることもあります。食べられるときに食べたいものを食べられるだけ食べればよく、時間や回数、量にこだわる必要はありません。明日は状況が変わっていることもあるので、悲観する必要もありません。

❷抗がん剤や放射線治療による副作用

治療によって、吐き気、口内炎などの粘膜障害、口の乾燥、味覚障害、嚥下障害、下痢などを起こすことがあります。予想される症状は、できるかぎり予防したいものです。薬だけではなく、調理の工夫や口腔ケアが有効な場合があります。

❸がんそのものによる影響

がんそのものによる消化管の狭窄や閉塞などの物理的な要因、がんや腹水による消化管の機能障害、がんの進行による悪液質があります。いずれも食事による栄養状態の改善は難しいのですが、食べることは栄養をとることだけが目的ではありません。喜びや楽しみ、社会とのつながりのためにも食べることが大切です。

■食事の工夫

液状や粉状など、食べやすいように工夫する
1日5、6回に分けて少しずつ食べる
すぐに食べられるよう、そばにおいておく
カロリーが高い食品をとるようにする
1日を通して水分をとる
就寝前に軽食をとる
軟らかい、冷たいなどの工夫で食べやすく
よく休んだあと、しっかり食べる
食べるときは、飲みものを少なめにする

リラックスして、楽しく食事をする

④栄養管理のサポートを利用しよう

食事のことで悩んでいるとき、入院中、あるいは通院中であれば、担当看護師や管理栄養士に相談してみましょう。また、適切な栄養管理が必要な場合、多くの医療機関で栄養サポートチームが活動しているので、サポートを受けることができます。在宅療養中であれば、医療保険や介護保険などの枠組みのなかで、管理栄養士による栄養指導を受けられます。また、地域の保健所や保健センターに相談窓口が設置されているので利用しましょう。

III セルフケアをしよう

①オーラルケアのすすめ

がんの治療をしていると、口腔内にはさまざまな症状が出現します。口内炎や感染症、放射線治療に関連する顎骨壊死、放射線性骨髄炎などです。こうした口腔内のトラブルは、口腔ケアで重症化を防ぐことができます。がんの治療を長く続けるためには、日ごろからのケアが重要です。

健康と要介護の中間の状態であるフレイル（虚弱）は、放置すれば寝たきりになりますが、努力次第では健康に戻ります。そのフレイルの初期症状には、食べものや食べる力が深く関わっています。例えば、歯が抜けて食べものをうまく噛んで飲み込めなくなると、固いものを避けて軟らかいものを食べるようになります。すると、ますます口腔内の機能が低下していきます。

このような口腔機能のちょっとした低下や食の偏りも含めて「オーラルフレイル」と呼び、身体の衰えの1つとされています。がんの治療をするなかで手術などに伴う絶食期間

■歯ブラシの持ち方例

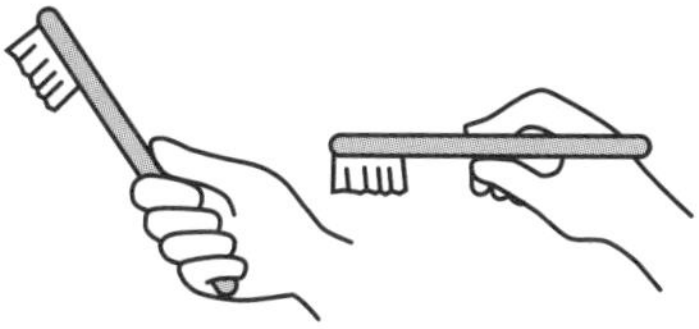

力の入れすぎに
注意しましょう
細かい動きができ、
必要以上に力が入らない

■歯ブラシのあて方例

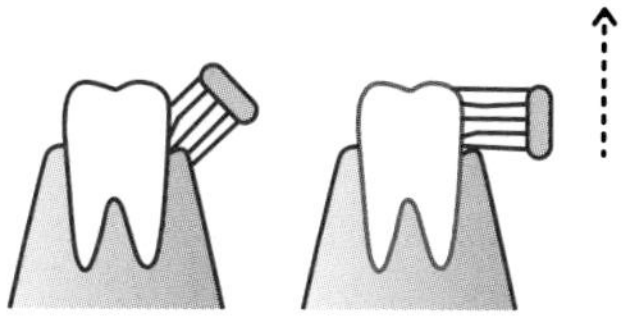

45°の角度で斜めに

■歯ブラシの使い方例

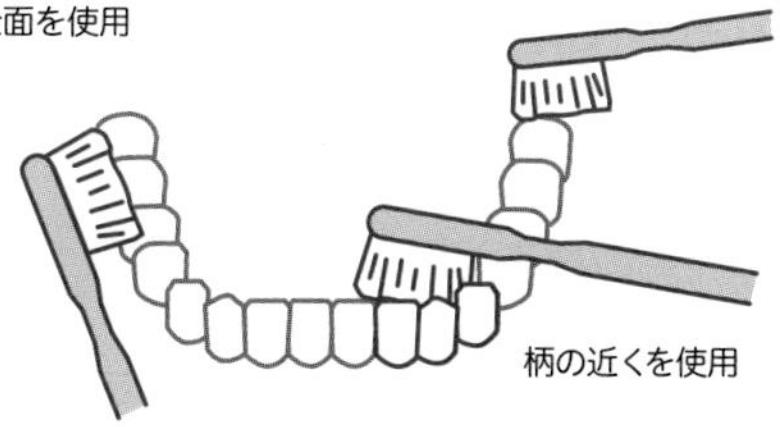

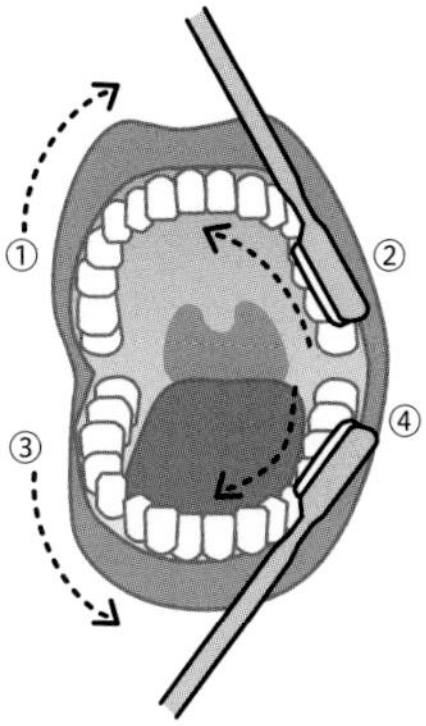

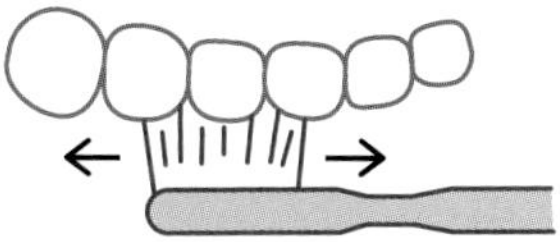

歯と歯の間に毛先が入るよう
小きざみに動かします

が長くなると、体重が減り、顎が痩せるので、義歯が合わなくなってきます。すると、さらに食べる意欲が低下して食べなくなり、口唇や舌の筋力が低下します。また、抗がん剤による口内炎や口腔内の乾燥がひどくなると、ものを噛んだり飲み込んだりしにくくなるため、あまり食べなくなり、オーラルフレイルになりやすくなります。口腔機能の低下を防ぐためには、オーラルフレイルを早期発見する必要がありますが、患者さん自身ではなかなか自覚できないことも特徴なので、家族や介護者のサポートだけでなく、かかりつけ歯科医院での定期的なチェックが大切です。

かかりつけ歯科医院での定期的なチェックとともに、日ごろの口腔ケアは患者さん、あるいは家族や介護者が行います。口内炎などの異常がない場合は、歯ブラシの固さは普通のものでかまいません。口内炎などで痛みがある場合は、歯ブラシはヘッドが小さいもの、毛先が柔らかめのものを使います。歯がない方は、口腔ケア用のスポンジブラシを使用し、汚れをとり除いて口の粘膜を清潔にします。歯ブラシの後は必ずよくうがいをします。口腔ケアは清潔と保湿がとても重要です。口腔内が乾燥していると虫歯や歯周病になりやすいので、口腔ケアの際にはうるおいを与える口腔保湿剤（洗口液、スプレー、ジェルなど）を使いましょう。

②アピアランスケアのすすめ

アピアランスケアとは「医学的・整容的・心理社会的支援を用いて、外見の変化を補完し、外見の変化に起因するがん患者さんの苦痛を軽減するケア」のことです。その目的は、がん患者さんが家族や介護者を含めた人間関係のなかで、その人らしく過ごせるように支援することです。がん治療の進歩によって、がんと診断された後の生存期間は年々延長しており、通勤、通学、家事など、日常生活を行いながら長年にわたって治療を続ける方が増えています。しかし、手術による身体の変形や瘢痕、放射線治療や薬物治療による脱毛、皮膚や爪の障害など、外見の変化による精神的な影響が残された課題になっています。外見の変化は自分らしさの喪失や人間関係が変化してしまうのではないかという不安を引き起こし、治療に伴う吐き気や痛みよりも苦痛になることがあります。これは、女性だけではなく男性にもあてはまります。

アピアランスケアの手法には、ウイッグ、カムフラージュメイク、服装、スキンケアなどがあります。なかでもスキンケアは重要です。がん治療を行いながら毎日適切なスキンケアを行うことで、QOLを良好に保ちながら治療を継続することができます。がんの薬物治療には、細胞障害性抗がん剤、分子標的治療薬、免疫チェックポイント阻害薬などがあり、脱毛、皮膚や爪の障害、色素沈着などを引き起こすことがあります（105ページ「がんや治療による主な障害」参照）。

分子標的治療薬による皮膚障害には、ざ瘡様皮疹、爪周囲炎、皮膚乾燥症、そう痒感、毛髪異常（縮毛、脱毛）、手足症候群（指先や足の裏などの皮膚が知覚過敏となり痛みやしびれを感じる）などが挙げられます。治療開始時から、清潔、保湿、保護といった適切なスキンケアを行うことで、皮膚障害による治療薬の減量や中止を減らし、良好なQOLを保ちながら治療効果を維持することができます。

■ 皮膚障害の予防的スキンケア

清潔	●皮膚を常に清潔に保つ ●強くこすらず、よくすすぐ
保湿	●低刺激な保湿剤を選んで ●入浴後は乾燥しやすいので注意
保護	●ケガや虫さされなど肌へ直接与える刺激に注意 ●衣服や靴は肌への負担が少ないものを ●紫外線を避ける工夫をしよう

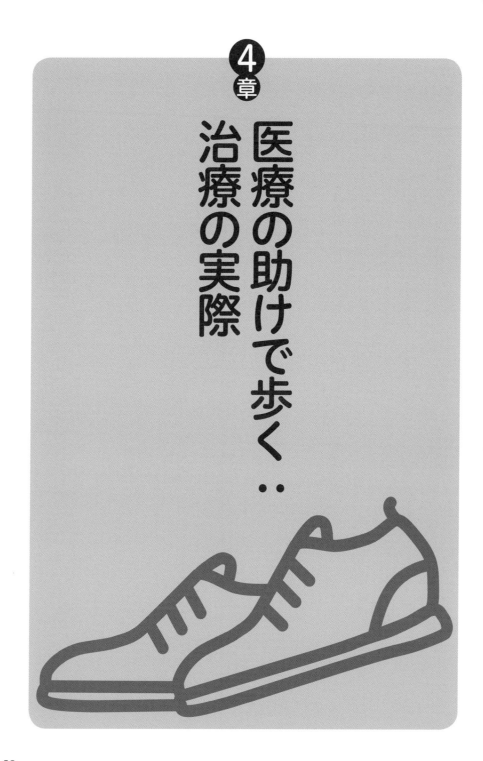

4章

医療の助けで歩く：治療の実際

Ⅰ がんを治して歩けるようになる

①がん治療とは？

がん治療は、手術、抗がん剤、放射線治療が3大治療で、これらを組み合わせた集学的治療が中心となります。加えて、緩和ケアも大切です。新しい治療法が次々に開発され、がん治療は日々進歩しています。がん治療で大切なことは、病気だけを診て治療するのではなく、全身を診て治療することです。

❶手術

がんの手術の目的は、根治性、安全性、機能性の追求です。手術には、肉眼的にも顕微鏡的にもがんを残さずに切除する根治手術と、がんによる苦痛や症状の緩和、ＱＯＬの改善を目的とした緩和手術があります。以前は、がんの存在が疑わしい組織はすべて切除する考え方が主流だったのですが、最近は科学的根拠に基づいた身体にかかる負担を考慮した手術が中心になってきています。例えば、乳がんや悪性黒色腫の手術では、センチネルリンパ節生検をしてリンパ節転移の有無を確認し、切除する範囲を決めます。また、内視鏡下手術は開腹術や開胸術に比べて低侵襲ですし、ロボット支援手術の保険適用範囲もどんどん拡大されています。

手術の主な合併症には、出血、心不全などの循環器系の合併症や、肺炎、無気肺などの呼吸器系の合併症、腸閉塞などの消化器系の合併症、せん妄などの神経系の合併症、感染症などがあり、ときに肺血栓塞栓症のように致死的な合併症もあります。

❷抗がん剤

抗がん剤には、古くから使用されてきた細胞障害性抗がん剤、新たに登場してきた分子標的治療薬、内分泌療法薬（ホルモン療法薬）があります。抗がん剤への感受性が高い一部のがんでは治癒を目指せることもありますが、抗がん剤の主な目的は生存期間の延長や症状の緩和、ＱＯＬの改善になります。副作用を十分に考慮し、それに見合う効果が得られるときに行います。日中の50％以上をベッドか椅子で過ごす活動性（パフォーマンスステータスの3、4に相当、29ページ「パフォーマンスステータス」参照）のときは、原則として抗がん剤の適応はありません。一方、年齢だけを理由に抗がん剤が使用できないと判断すべきではありません。

細胞障害性抗がん剤の多くは、細胞増殖の過程に働きかけて治療効果を発揮するので、盛んに細胞増殖しているがんに有効です。分子標的治療薬には抗体と低分子化合物があり、どちらも細胞増殖に関与する特定の分子に働きかけて治療効果を発揮します。内分泌療法薬は、がん細胞の増殖が性ホルモンに関わる、乳がん、前立腺がん、子宮内膜がんなどで使用されます。

薬によって効果や副作用はさまざまですし、いままで他の病気で飲んでいた薬や好んでよく食べる食べものと思いがけない相互作用のある場合もあります。飲んでいる薬について聞かれたら、すべて答えるようにしてください。

❸放射線治療

放射線治療は100年以上にわたり、がん治療に使用されています。最近は、身体の外側から放射線を照射する外部照射と内側から放射線を照射する内部照射に加え、定位放射線治療、強度変調放射線治療、画像誘導放射線治療など、高精度な放射線治療が行われています。粒子線治療には、陽子線や重粒子線があります。放射性同位元素をがんの近くや内部に挿入する密封小線源治療や、体内に投与した放射性同位元素を利用した内用療法もあります。

頭頸部がん、肺がん、食道がん、子宮頸がんなどに対する根治を目指す照射と、骨転移や神経症状などのがん性疼痛に対する症状緩和を目的とした照射があり、抗がん剤と組み合わせた化学放射線療法などが行われています。

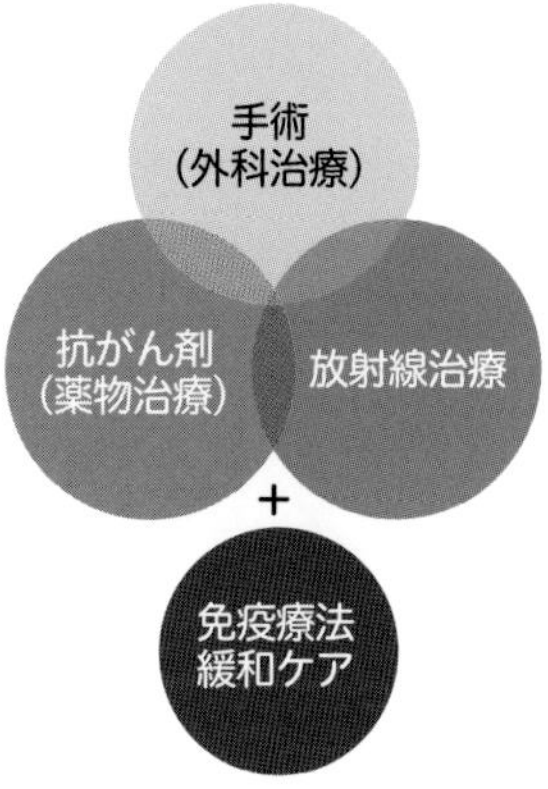

❹免疫療法

近年注目されている免疫療法は、免疫本来の力を回復させてがんを治療することを目的としています。効果が証明されている免疫療法には、体内の免疫機能を阻害するがん細胞の働きを防ぐ複数の免疫チェックポイント阻害薬と、免疫細胞をさらに活性化させるエフェクターT細胞療法、サイトカイン療法などがあります。残念ながら、治療効果が証明された免疫療法はまだ数少なく、効果があるとされるがんの種類もかぎられています。さまざまな治療法が免疫療法という名で呼ばれていることもあるため、治療を受けるかどうかは慎重に判断してください。

❺緩和ケア

緩和ケアは、いのちを脅かす疾患によるさまざまな問題に直面している患者さんと家族、介護者に対して、身体的、心理的、社会的、スピリチュアルな面から適切な評価や対処を行って苦痛を和らげ、ＱＯＬを改善する取り組みです（137ページ「がんロコモというニューフロンティア」参照）。

痛みの原因ががんによるものであれば、ＷＨＯの３段階除痛ラダー（42ページ「ＷＨＯの３段階除痛ラダーの考え方」参照）に準じて痛みをコントロールしていきますが、がん以外によるものであれば、漫然と痛み止めは使用しません。痛み以外にも、呼吸困難や食欲不振、悪心・嘔吐、消化管閉塞、便秘、下痢、脱毛、倦怠感、リンパ浮腫、褥瘡など、がんやその治療に伴うさまざまな症状、がんに併発する疾患による症状などを緩和していきます。緩和ケアの基本的な考え方は、がんという病気を中心にするのではなく、患者さんらしさを大切にするものです。

緩和ケアでは、患者さんが望んだ場所で治療、療養を行うことも大切です。在宅療養が予後を短縮するわけではありませんので、希望があれば相談しましょう。また、苦痛緩和のための鎮静は、患者さんの意向や予後を考え、ガイドラインに従って行います。

②がんや治療による主な障害

がんの進行や治療によって、身体に以下のような障害が生じることがあります。詳しくは担当医や医療者に確認してください。

❶骨髄抑制、血液毒性

抗がん剤により骨髄での造血が一定期間抑制され、白血球、赤血球、血小板が減少し、感染症、貧血、出血傾向などのリスクが高まります。骨髄抑制の程度や時期は、薬剤の種類や抗がん剤治療の内容によって異なります。白血球減少であれば、手洗いやうがいなどによる感染予防、口腔ケア、ペットや植物といった生活環境の見直しを、赤血球減少であれば、立ちくらみによる転倒予防、睡眠や休息の確保を、血小板減少であれば、転倒や打撲、けがなど出血の可能性のある作業の回避を心がけます。歯みがきや髭剃り、鼻をかむ際にも注意します。

❷消化器の障害

食欲低下、悪心・嘔吐、胃部・腹部違和感、下痢・便秘、口内炎などが生じることがあります。これらの症状は気分の落ち込みや不安を招きやすいので注意します。十分な睡眠や水分摂取、口腔ケアが大切です。

❸循環器の障害

心筋障害などの心毒性が生じる頻度は高くありませんが、不可逆性、進行性であることが多く、ときに致死的になります。高血圧症、静脈血栓症は早期発見し、早期治療することが大切です。浮腫、労作時息切れなどの心機能低下を疑う症状に注意し、体重や血圧を定期的に測定します。

❹呼吸器の障害

治療の過程で生じる可能性の高い障害です。咳、労作時息切れ、動悸などの症状に注意します。呼吸困難時には、運動を控え、口すぼめによる深呼吸を行います。

❺肝障害、腎障害

多くの抗がん剤が肝臓または腎臓で代謝されるため、これらの障害が生じやすくなります。体重増加や脚のむくみに注意します。

❻神経の障害

抗がん剤の神経障害に対する有効な治療法は少なく、早期発見、早期治療が大切です。知覚がにぶくなっている場合には、打撲や熱傷、凍傷に気づきにくいので注意しましょう。

❼毛髪や皮膚の障害

毛髪異常（脱毛、縮毛）では、髪の毛だけではなく、体毛、眉毛、まつ毛なども一時的に抜けることがあります。そのほか、手足症候群、ざ瘡様皮疹、色素沈着、爪周囲炎、爪の変形、皮膚乾燥症などが生じます。帽子やウイッグを使用し、スキンケアを行います。皮膚を清潔に保ち、保湿を行い、刺激や圧迫を避けるようにします。

❽浮腫（むくみ）

腎機能低下、リンパ浮腫、悪液質、深部静脈血栓症、低栄養、うっ血性心不全によるものや生理的なものなど、さまざまな原因で生じることがあり、原因によって対処法は異なります。原因を明らかにすることが大切です。体重や尿量に気を配り、循環器の障害の場合は息切れや呼吸困難など心機能低下を疑う症状に注意します。

❾味覚の障害、栄養の障害

神経障害をきたす抗がん剤は味覚障害も引き起こしやすく、味覚障害はＱＯＬを低下させ、栄養障害につながります。亜鉛の補充療法、栄養摂取方法の工夫、口腔ケア、栄養管理のサポートチームによる介入などが検討されます。看護師や管理栄養士にお勧めの食べものを尋ねるのもよいでしょう。

❿目の障害

抗がん剤投与により、不可逆的な視力障害を起こすことがあります。頭痛、羞明（光を眩しく不快に感じる）、そう痒感、充血、視野異常、視力低下などの症状に注意します。

⓫全身倦怠感

多くのがん患者さんに認められ、原因はさまざまです。できるだけ疲れにくい生活指導や適度な運動、栄養、睡眠などが有効とされます。

⓬体重の増加、減少

内分泌療法薬や副腎皮質ステロイドは、体重増加をきたしやすい薬剤です。体重が増えてきたときには、抗がん剤によるうっ血性心不全、ネフローゼ症候群（低タンパク血症）なども疑われます。体重増加には適度な運動が大切です。一方、体重減少や筋量減少を伴う悪液質と呼ばれる状態をきたすこともあります。食事量や病期とは無関係に起こるので、できるだけ自立が維持されるような無理のない運動やストレッチが重要になります。

⑬筋肉、骨の障害

長期の臥床によって骨粗鬆症や筋力低下、関節拘縮を生じやすいので注意します。転倒などで骨折するとＱＯＬが著しく低下するので、適度な運動による予防とケアが大切です。

⑭精神の障害

不安、抑うつ、興奮・錯乱、睡眠障害などの精神障害が起こることがあります。神経毒性による場合もあれば、がんや治療に伴う心理的、社会的ストレスの場合もあります。まず、睡眠の確保が重要です。誰かに相談できる環境や周囲の理解も必要になります。

⑮晩期の障害

放射線治療や抗がん剤によって、不妊や妊娠・分娩時の合併症、流産や早産のリスクが高まるといった影響がみられることがあります。また、治療成績の向上に伴って二次性発がん(がん治療を終えて数年から数十年後に別の種類のがんが生じること)が増加しています。

⑯そのほかの重篤な障害

がん治療によって大量に壊れたがん細胞が血中に流れ込み、急性腎不全、高尿酸血症、高カリウム血症、低カルシウム血症、高リン酸血症などのさまざまな症状が生じる腫瘍崩壊症候群を起こすことがあります。また、がんの増大や縮小に伴い、気胸や消化管穿孔が起こることがあります。血液が固まりやすく、血栓症のリスクが高い状態にあるため、肺塞栓症や脳梗塞などの致死的な障害を起こす可能性もあります。いずれも急な容態の変化に注意が必要です。

③歩けなくなる骨転移って?

これまで、がんやその治療によって起こる変化をみてきましたが、肺がんや乳がん、前立腺がんなどによく見られる骨転移も、歩く能力に影響を及ぼします。骨転移はあらゆるがんに起こりますが、骨転移を起こしやすいがん、骨転移を起こしやすい部位にはとくに

こんな痛みに心あたりはありませんか？

- ●きっかけなく生じてきた痛み
- ●徐々に悪化する痛み
- ●違和感だったものが痛みになってきた
- ●動いたときの痛みがじっとしていても感じるようになった
- ●痛みの頻度が増してきた
- ●痛みの強さが増してきた　など

骨転移が起こりやすい場所

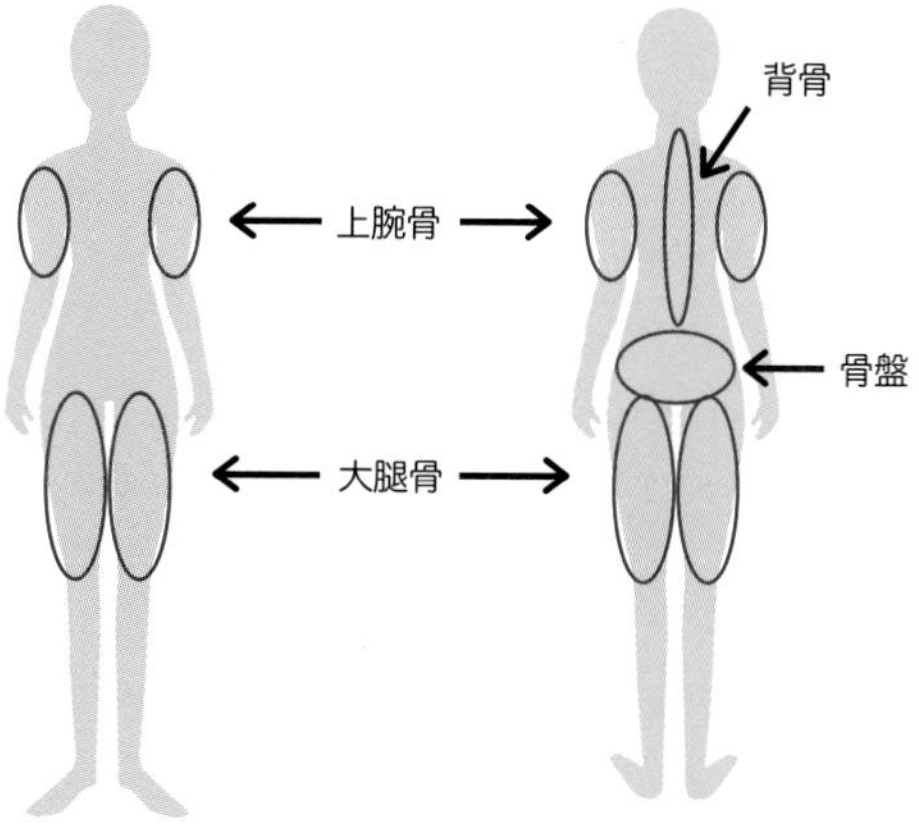

背骨と腰回り、太ももと二の腕に注意しておくだけで、
ほとんどの危険が回避できます。

骨転移を見抜くには？

背骨や胸回り、腰回りの痛みがある

手足にしびれがある

足のふらつき、歩きにくさが出てきた

注意しなければなりません。

四肢や腰背部の安静時の痛み、増悪する痛み、動いた際の痛みから骨転移を疑います。病的骨折（骨がもろく折れやすくなっており、弱い力でも骨折すること）や脊髄麻痺（125ページ「オンコロジーエマージェンシーを知っていますか？」参照）が見つかれば、がんが増殖する勢いが強いと考えられるので、全身を詳しく評価する必要があります。だからといって、ベッド上で長期に安静にしていると、ＱＯＬが低下し、廃用症候群（長期の安静によるさまざまな心身の機能低下）に至り、さらに死亡リスクが高くなります。

骨転移があるときには、とくに骨折と麻痺に注意しなければなりません。「腰が痛くて動けない」と訴える患者さんの背中の骨を調べると、骨転移によって脆弱になった骨が体重を支えることができなくなって、背骨や腰骨の圧迫骨折を起こしていることが少なくありません。また、乳がんで治療中の方が「肩や首が痛くて腕が上がらない」と訴えたとき、五十肩のような症状であっても、実は背骨の骨転移が脊髄の神経を圧迫して、手足のしびれや麻痺が出ていることがあります。

背骨の骨転移によって、なぜ神経に症状が出るのでしょうか。脳から出てきた神経線維は脊髄神経となって、脊椎のなかにある脊柱管という管を通過して腰までつながっています。脊髄は細くて長く、親指の太さぐらいしかありません。そこに１００万を超える数の神経線維が密集しています。そのため、なんらかの形で少し圧迫されるだけで、圧迫された神経線維につながっている筋肉が動きにくくなり、その領域にしびれが出ます。

骨転移の治療には、破骨細胞に作用する骨修飾薬が使われることもあり、抗がん剤が効果を発揮して病巣が縮小され、骨が再生することもあります。また、弱くなった骨を守るためには薬物治療のみならず、放射線治療や骨にかかる負担を軽減する動作指導などのリハビリテーションを併用しながら、ＱＯＬをできるだけ維持する治療が望まれます。骨にかかる負担を軽減するほかの方法として、杖や歩行器を使用するなどの工夫もあります。

骨転移の治療では、医療者側は「骨転移キャンサーボード」という多職種で集まる会議によって治療方針を決定し、適切ながん治療が提供できるようにします。そして、患者さん自身の生活環境に加え、家族や介護者の生活状況などを踏まえて、ベストな方法を検討します。大切なことは、「どのような気持ちで病気と向き合い、具体的にどのような生活を望むか」に基づいて治療を進めることです。

コラム

疼痛コントロールで仕事に復帰
―ある乳がん患者さんの経過

乳がん多発転移の50代女性が腰臀部痛で動けず、リクライニング式車椅子で来院しました。つい数カ月前まで都会で働いていたのですが、進行がんと診断されて短期間で動けなくなり、仕事をあきらめて、家族の助けを借りてがん治療をしようと地元に帰ってきたのです。鎮痛薬と放射線治療で疼痛コントロールを試み、続けて、抗がん剤と骨修飾薬を開始しました。

1年後には痛みがほぼなくなり、大きな骨転移のあった腰椎や腸骨、恥骨には骨形成を認め、杖歩行が可能となりました。抗がん剤治療を継続しながら、電車通勤で仕事を再び始めることができるようになりました。

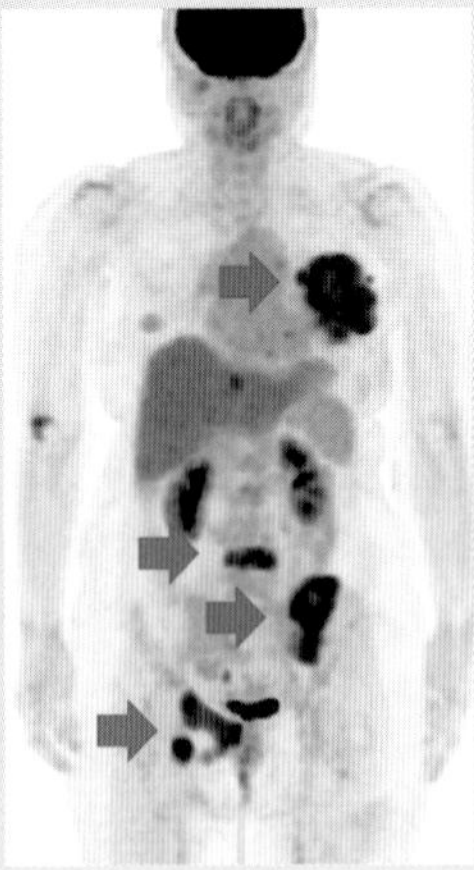

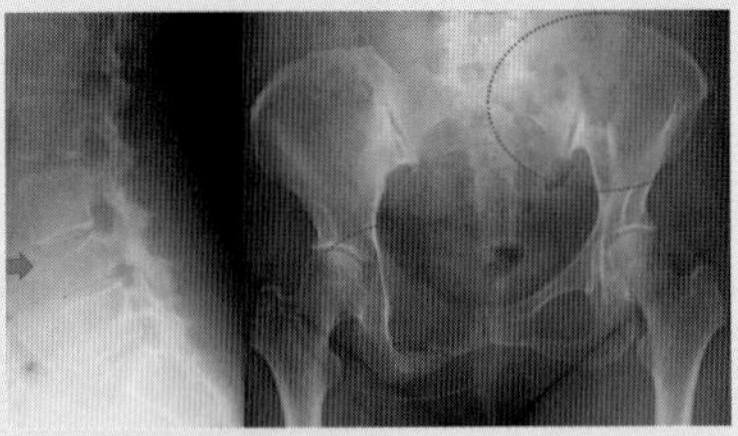

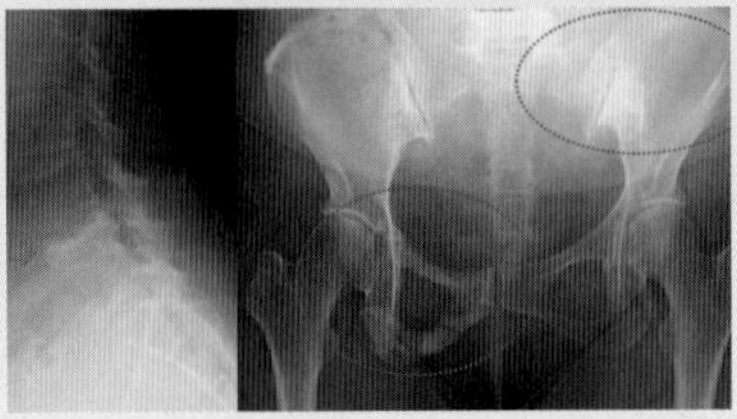

写真提供：大島氏

④複合的な代謝異常・悪液質（カヘキシア）

がんに関連して生じる複合的な代謝異常症候群を悪液質（カヘキシア）といいます。食欲不振、体重減少、倦怠感を伴う全身の代謝調節機能の低下が起こります。骨格筋量が大きく減少し、筋力や持久力が低下し、次第に動かなくなります。活動性が低下することによって、廃用症候群にもなります。がんの進行に伴う悪液質はある程度は避けられませんが、適切な運動で廃用症候群に至ることは予防できるかもしれません。悪液質は体力を使い果たした状態にあるので、過負荷にならないよう、疲れない程度のウオーキングやリラクゼーション、筋力トレーニングを行います。休みながら繰り返し低負荷な関節運動やストレッチを心がけ、身体機能の維持に努めることが大切です。

終末期の運動は、積極的ながん治療をしている時期や社会生活をしている時期とは目的が異なります。患者さんや家族、介護者の希望、生命予後に合わせた介入が大切で、必ずしも禁忌にとらわれる必要はありません。少しでも楽になるように、笑顔になるように、動けるように運動していきましょう。

⑤どんな薬を使えばいいの？

がんの痛みのコントロールの主役はオピオイド（医療用麻薬）ですが、痛み止めにはオピオイド以外にもたくさんの種類があります。薬をどのように使うかは、痛みの診断に基

■ オピオイドを誤解していませんか？

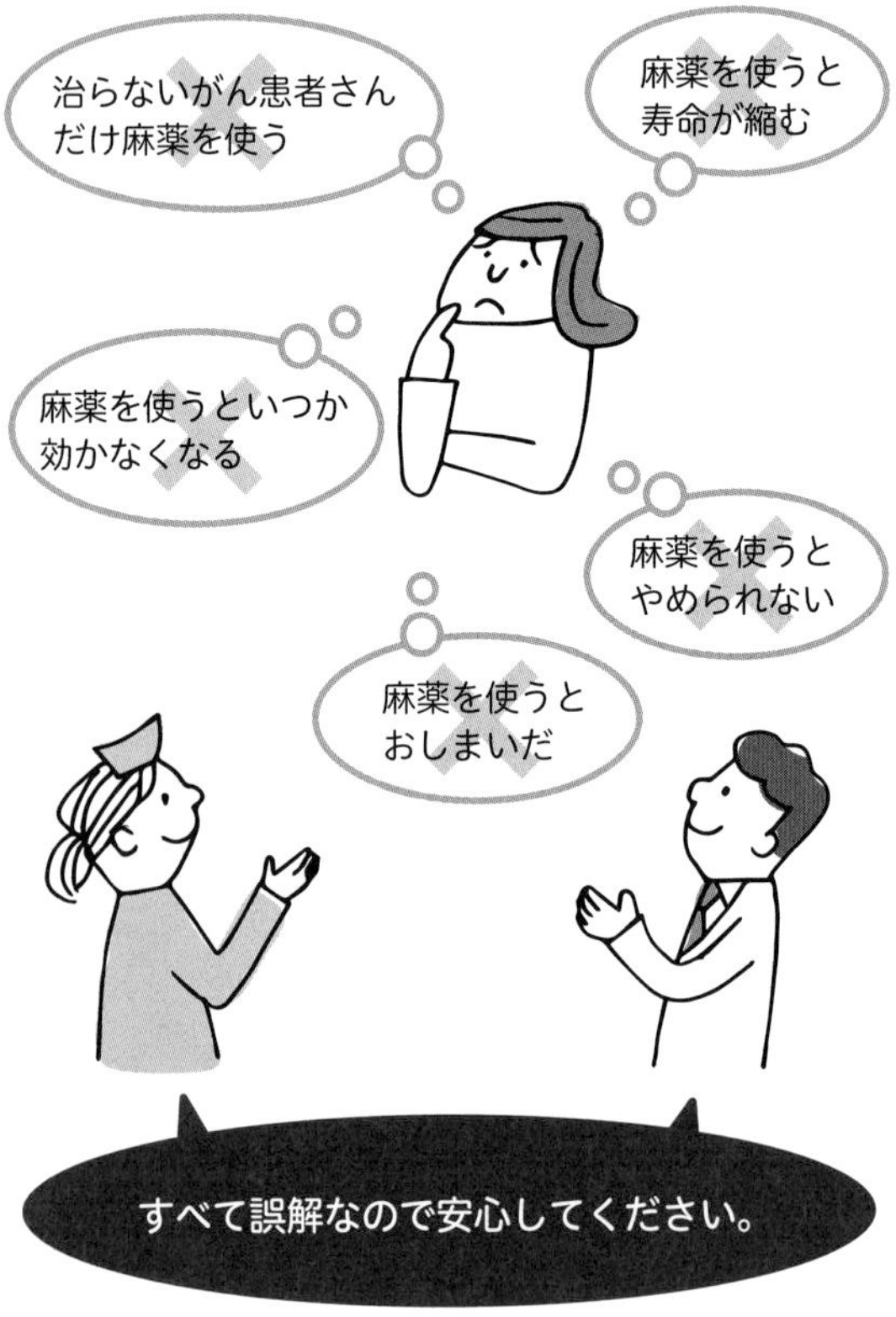

治らないがん患者さんだけ麻薬を使う
麻薬を使うと寿命が縮む
麻薬を使うといつか効かなくなる
麻薬を使うとやめられない
麻薬を使うとおしまいだ
すべて誤解なので安心してください。

づいて、オーダーメードで順序よく決めなければいけません。

❶非オピオイド鎮痛薬

まずは、ＷＨＯのガイドラインに従って第1段階の非オピオイド鎮痛薬から始めます（42ページ「ＷＨＯの3段階除痛ラダーの考え方」参照）。アセトアミノフェンや非ステロイド性抗炎症薬がその代表例です。アセトアミノフェンは子供にもよく使われる古くからある薬です。長期にわたり、ずっと服用しなければ効果は持続しません。非ステロイド性抗炎症薬は、炎症を伴う痛みに有効であり、最もよく使われています。ただ、塩分や水分を体内に留める性質があり、粘膜の障害（胃腸の潰瘍）や腎臓の障害を引き起こすことがあります。

❷オピオイド鎮痛薬

次に、第2段階の弱オピオイド鎮痛薬（コデイン、トラマドールなど）、第3段階の強オピオイド鎮痛薬（モルヒネ、オキシコドン、フェンタニルなど）があります。これらの薬剤に対する耐性が、治療に大きな影響を及ぼすことはありません。また、精神および身体依存を引き起こすこともほとんどありません。痛みが安定してくれれば、量を減らすこともできます。ただし、オピオイド鎮痛薬は万能薬ではありませんので、すべての痛みに効果があるわけではありません。痛みの原因究明や鎮痛補助薬が鍵となります。

ヒント

「麻薬」なんて使って大丈夫？

オピオイド（医療用麻薬）は、その名前から「薬物依存を引き起こすのでは」「末期がんなのでは」といったイメージをもたれがちです。確かに、モルヒネはケシの実からとれるアヘンに含まれる物質ですが、大麻や覚醒剤とは違います。違法薬物が医療目的に使用されることはありません。

健康な人が麻薬を使えば高揚感などが得られ、徐々に薬を手放せなくなる薬物依存になってしまうかもしれません。また、突然麻薬の使用をやめると、いわゆる禁断症状が生じることがあります。しかし、麻薬は痛みの治療に使われた場合には依存性が問題にはならないことが明らかになっています。痛みがなくなって麻薬を中止する場合も、使う量を徐々に減らしていくことで禁断症状が出ることはありません。医師の指示を守ってきちんと使用すれば、怖がる必要はないのです。

過剰に麻薬を恐れ、痛みを我慢してしまうほうが、痛みの負のスパイラルを生じ、動けないつらい生活を長引かせ、心も身体も追いつめられることになります。

❸鎮痛補助薬

オピオイド鎮痛薬を使い始めたあとも、非オピオイド鎮痛薬や鎮痛補助薬を併用することはまったく問題ありません。痛みの原因に応じて異なる作用機序の痛み止めを使うほうが、うまく痛みをコントロールできます。鎮痛補助薬には、抗うつ薬、抗けいれん薬、抗不整脈薬、ＮＭＤＡ受容体拮抗薬、中枢性筋弛緩薬、副腎皮質ステロイド、ベンゾジアゼピン系抗不安薬、ビスホスホネート製剤（骨粗鬆症治療薬）などさまざまな作用機序の薬があります。

❹痛み止めの副作用をケアする薬

オピオイド鎮痛薬の代表的な副作用は、吐き気、眠気、便秘です。このような副作用は丁寧にケアすることで、かなり改善できます。薬が増えると面倒かもしれませんが、副作用対策に必要な薬は有効に活用すべきです。

⑥薬のほかにはどんな方法があるの？

痛みの原因によっては、装具や手術という方法で痛みが和らぐことがあります。動いたら痛いのであれば、動かないように身体の外側から、あるいは内側から骨を止めることが基本的な治療方法になります。一般的には、外側から止める方法が装具で、内側から止める方法が手術です。装具は、「動きにくく暑苦しい」「着けるのが面倒」などと敬遠される方も多いのですが、痛みの原因によっては正しく装着することで痛みを和らげることができます。

生活するうえでとくに大切な部分は、身体を支える背骨と骨盤、両脚です。歩くためには必須の部分です。中でも、背骨（脊椎）、太もも（大腿骨）、すね（下腿骨）にがんが生じると折れやすくなります。折れてしまうと痛いだけではなく、自分の身体（体重）を支えることができなくなって、動けなくなってしまいます。

骨ががんに侵される程度にもよりますが、身体を支える骨が維持さ

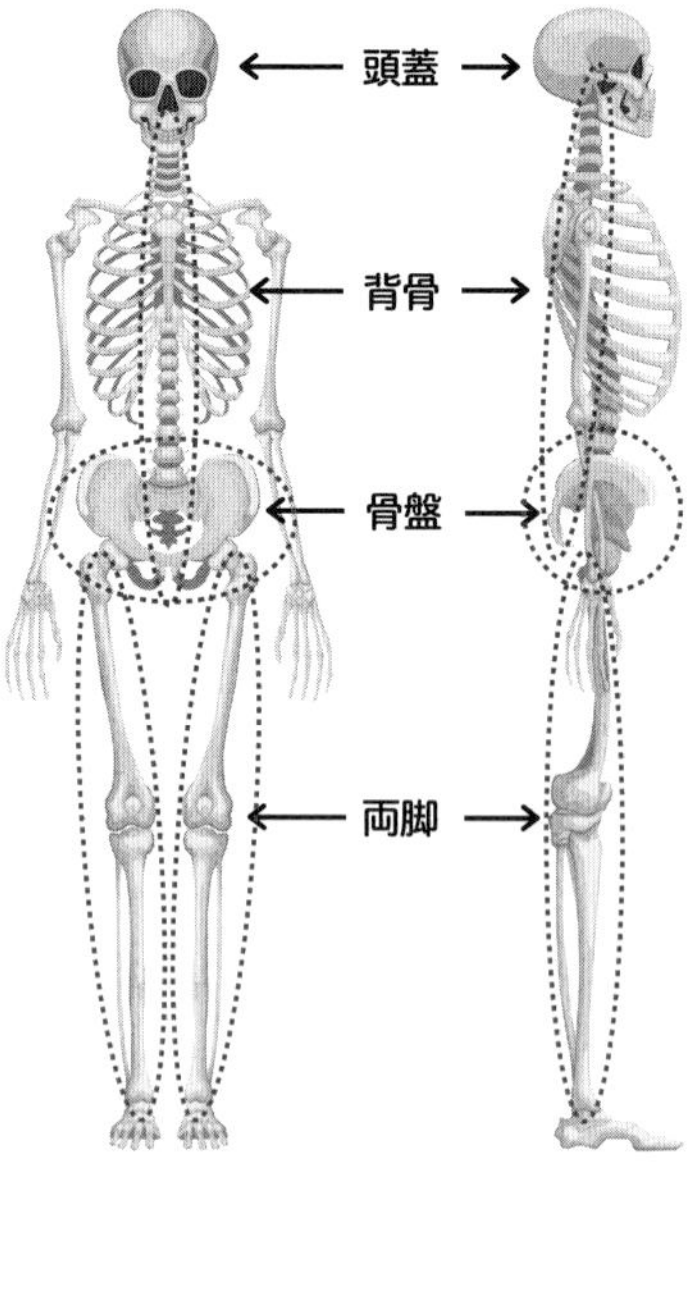

れているうちにがんが発見されれば、放射線治療である程度はがんを制御できるとされています。骨がもろくなって動いているうちに折れてしまう危険性があるときは、予防的に手術をすることもあります。なぜなら、一度骨折してしまうと、痛くて動けなくなるだけではなく、骨折に対する治療のために入院したり、がんそのものの薬物治療が滞ったりするからです。

⑦どんな手術や治療があるの？（歩けるようになる方法）

では、骨が折れたときや折れそうなときにする手術にはどのような方法があるのでしょうか？

まず、「動ける」「生活できる」ための治療と「がんを治す」治療は同じではないということを理解しておきましょう。「がんを治す」治療は、がんそのものに対する治療で、患者さんの全身を診てがんをできるだけ取り除く治療を行います。「動ける」「生活できる」ための治療は、「がんによる身体の不調をケアする」治療です。同じように患者さんの全身を診ますが、がんを取り除くことよりも「動ける」「生活できる」ようにする方向に目を向け、患者さんや家族、介護者の人生や生活についての価値観に基づいて、最も満足度が高まるような方法を検討します。

手術と聞くと、「怖い」「おおごと」というイメージがあります。また、「もう歳だし、がんの治療ではない手術までしたくない」というような言葉もよく耳にします。確かに、手術は身体に負担のかかる治療であり、お金のかかる治療であり、患者さん本人だけでなく多くの人の手を煩わせる治療でもあります。

しかし、「動けない」生活と「動ける」生活には、言葉で言い表せないほどの大きな違

■「がんを治す」治療と「動ける」「生活できる」ための治療は違います

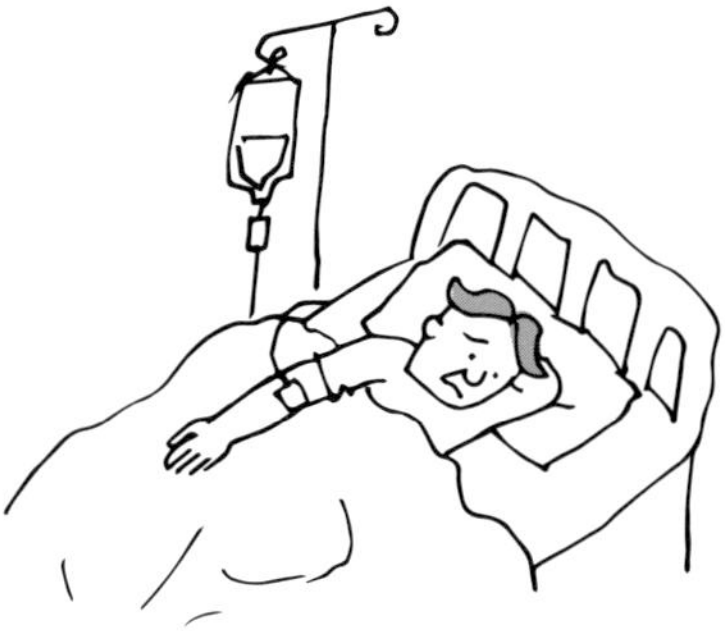

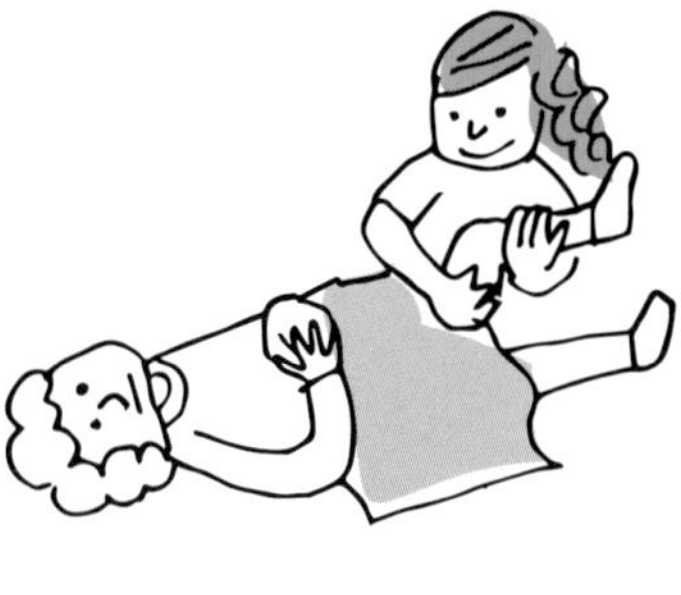

いがあり、周囲にかかる負担も大きく変わってきます。手術は、その適応や方針が正しければ、一時的に身体的、経済的、介護的に負担となっても、将来的には負担を軽減できます。手術の内容によっても負担は大きく変わるので、患者さんに最も合った手術を個別に検討します。これは、緩和手術とも呼ばれています。

❶インプラント（髄内釘、プレートの埋め込み）

骨折の治療ではよくある手技です。骨の中に金属の器具を入れたり、骨に金属の板を沿わせたりして固定します。がんを切除するのではなく、骨折している部分をつなぎます。

写真提供：大島氏

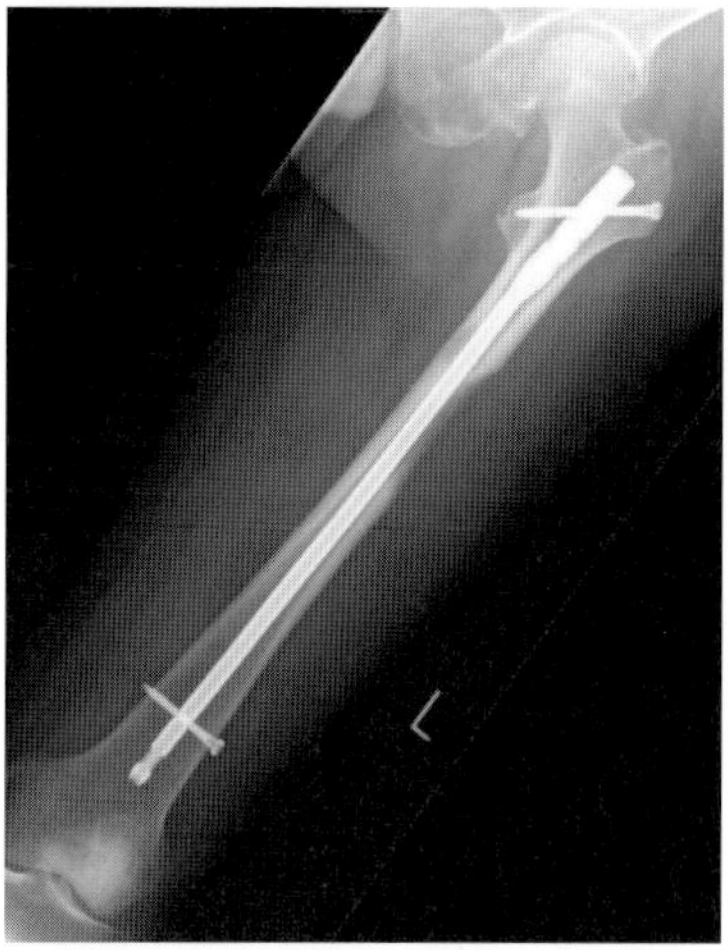

髄内釘

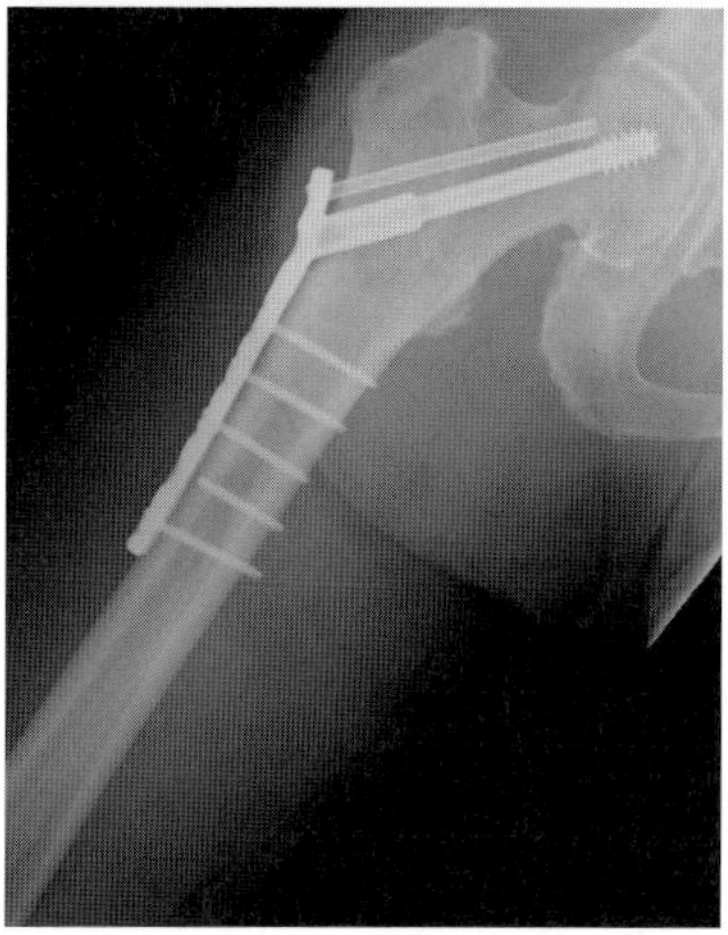

プレート

がんそのものに対する治療である抗がん剤や放射線による治療を別に考えなければ、がんが大きくなって再骨折することもあります。

❷人工骨頭、腫瘍用人工関節

髄内釘やプレートと同様に、骨折している部分に挿入するのが人工骨頭です。髄内釘やプレートではつないだ骨の成長を待つ必要がありますが、人工骨頭であれば手術後すぐに歩くことができるようになります。一方、腫瘍用人工関節は、がんを切除したうえで人工関節を入れる方法です。がんを切除できて、しかも歩けるようになるのなら、それが最もよい方法だと思うかもしれません。しかし、がんの周囲の組織も合わせて切除する、身体にかかる負担が大きい方法でもあります。早く薬物治療を始めたほうがよい場合やほかの部位にも転移がある場合、より入院期間を短くして早く以前の生活に近づけたほうがよい場合

写真提供：大島氏

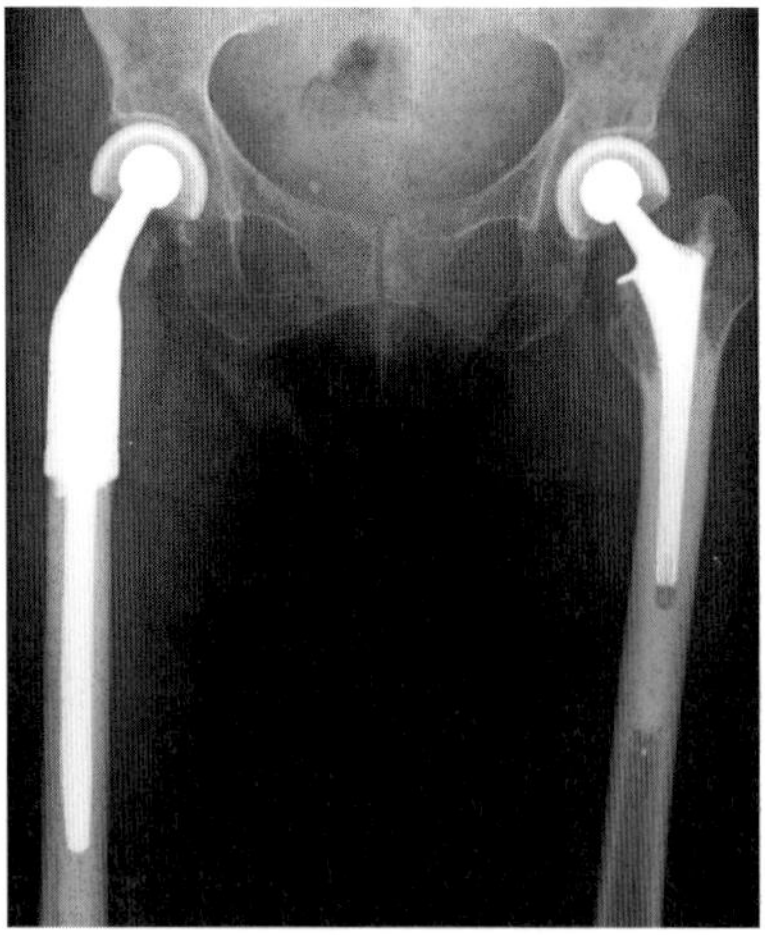

（向かって）右：人工骨頭　左：腫瘍用人工関節

などがあり、必ずしもベストの手段とはかぎりません。

❸ピンニング

単純な骨折であれば、局所麻酔で骨折している部分にピンを挿入して、折れた骨同士を固定します。インプラントに比べると固定する力は弱いですが、がんの勢いが強かったり全身状態が悪かったりして、全身麻酔や負担のかかる手術ができない場合でも行える可能性があります。身体への負担が少なく、痛みを軽減できます。

⑧オンコロジーエマージェンシーを知っていますか？

「動ける」「生活できる」ためのがんロコモを考えるときに、必ず知っておくべき病態として、脊髄圧迫があります。脊髄圧迫はオンコロジーエマージェンシーの1つで、がん診療において緊急に対応すべき病態として知られています。オンコロジーエマージェンシーには、脊髄圧迫などの構造的障害のほか、高カルシウム血症や低ナトリウム血症などの代謝障害、治療に伴う臓器障害や腫瘍崩壊症候群など多様な病態が含まれています。

手足は勝手に動くわけではなく、無意識のうちに視覚や聴覚などの5感から得られる情報をもとに脳で命令を作り、その命令が電気信号として体内を巡り、筋肉を収縮させて手足を動かしています。電気信号が流れるいわば支柱となっているのが脊髄であり、脊髄神経は背骨の中を通っています。脊髄が圧迫されて神経に障害が起こると、電気信号がうまく流れなくなり、圧迫された部分の痛みやしびれ、麻痺がみられます。

とくに脊髄麻痺は、時間がたてばたつほど元に戻らなくなるとされていて、早期の発見と治療が重要です。ただし、がんによる脊髄麻痺は、事故などの外

■ がんによる脊髄麻痺で立てなくなった45人の治療成績
（提供：大島氏）

	立位不能	立位可能
術前	45人	0人
術後	16人	29人

64.4%

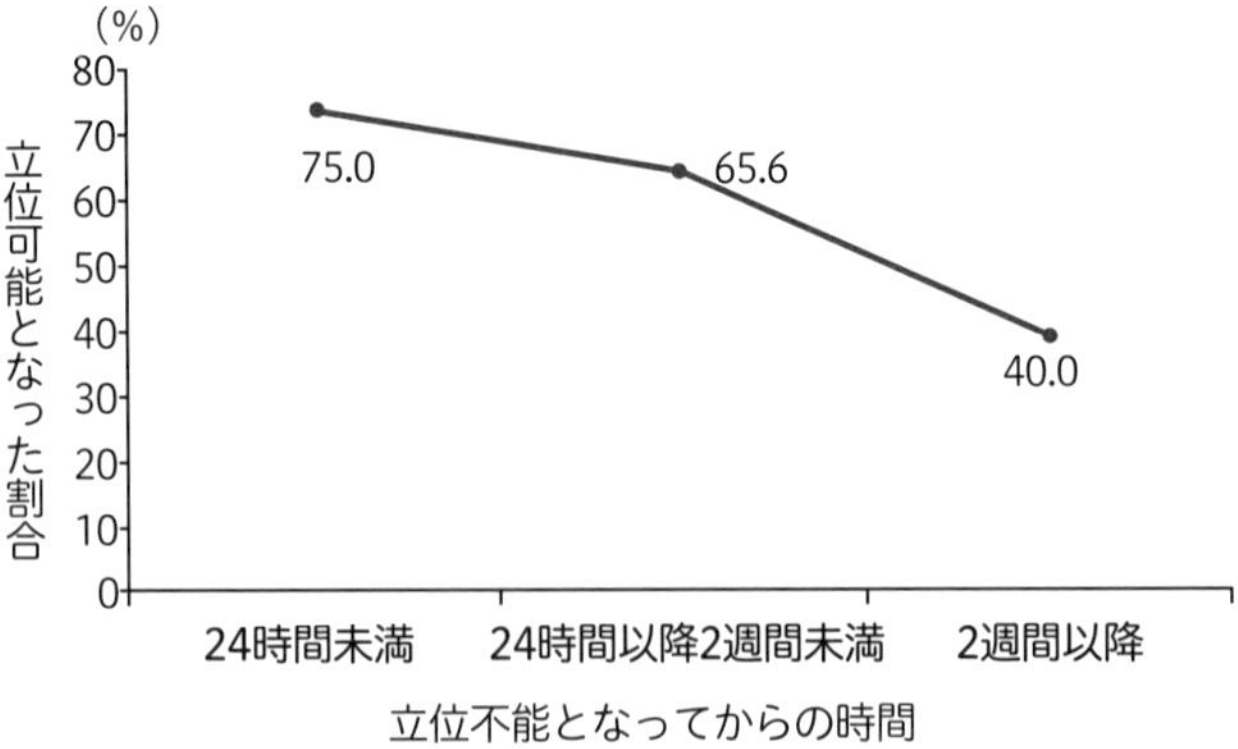

傷による脊髄損傷よりは機能回復が見込めるのではないかと考えられています。近年、再生医療による運動機能回復の可能性が注目されていますが、まだ広く実用化された治療法とはいえないのが現状です。

がんによる脊髄麻痺で立てなくなった45人（男性32人、女性13人）の治療成績を紹介しましょう。手術で34人（75・6％）の方の症状が改善し、29人（64・4％）が立てるようになりました。また、立てなくなってから24時間未満に手術すると75・0％、24時間以降2週間未満で65・6％、2週間以降で40・0％が立てるようになりました。手術までの時間が短いほど予後がよいことは確かですが、立てなくなってから2週間以上が経過していても、回復する可能性は残されています。

背中の痛み、手足のしびれ、ふらつき、歩きにくさ、痛みの悪化などに気づいたら、すぐに医療者に相談しましょう。当たり前にできていたことが急にできなくなるというのは、重大なことが起こっている可能性が高いのです。

コラム

回復しなかった脊髄麻痺―ある原発不明がん患者さんの経過

これまでに病気らしい病気をしたことがない70代男性が、数週間前からなんとなく背中が痛くて、脚に力が入りにくいと自覚されていました。トイレに行こうとしたところ、カクッと力が抜けて転倒され、救急搬送されました。精査したところ、胸腰椎移行部に陳旧性圧迫骨折を認めましたが、歩けなくなった原因は、原発不明がんの胸椎転移による脊髄麻痺でした。

手術が行われましたが、残念ながら完全麻痺が回復することはなく、一生寝たきりになってしまいました。

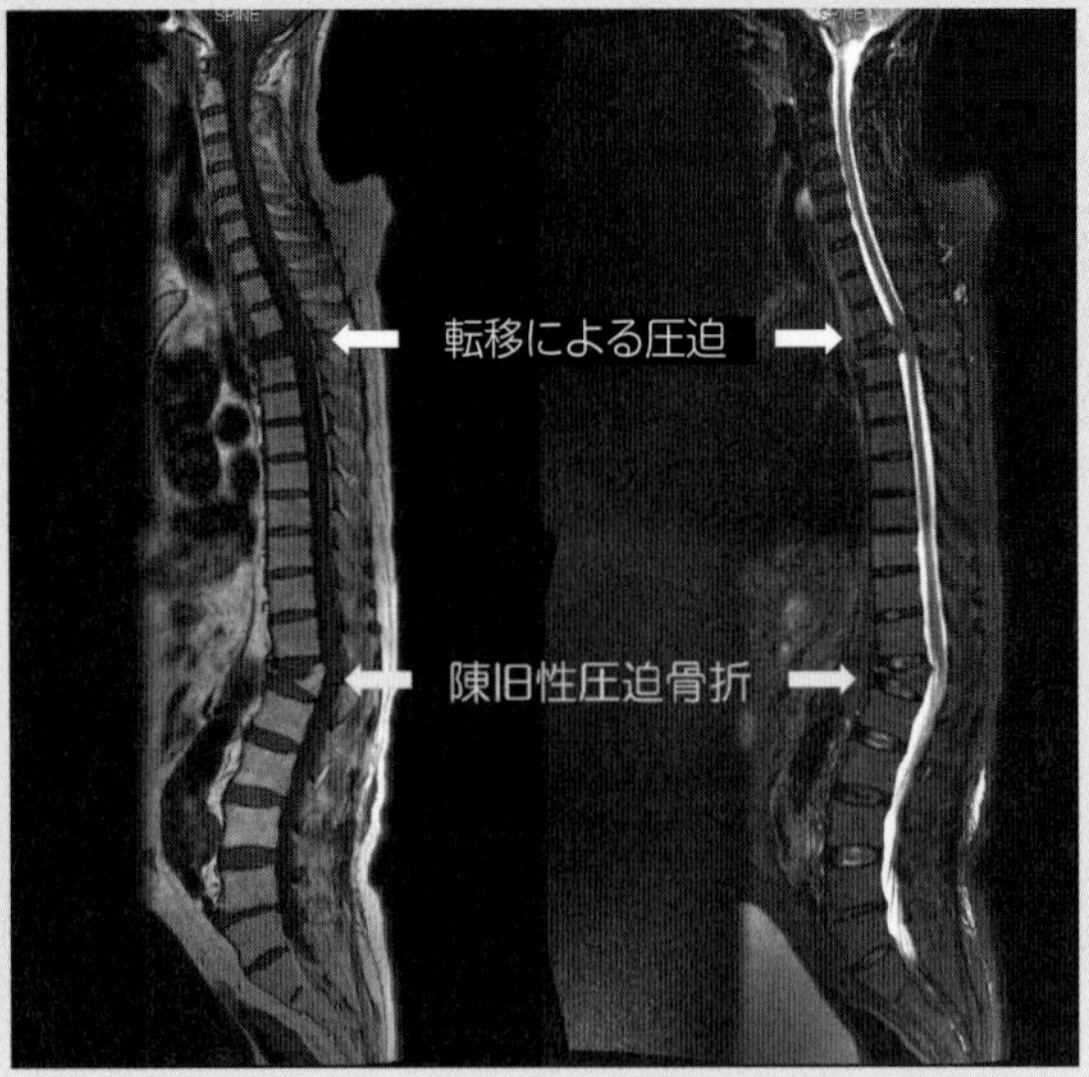

写真提供：大島氏

II ほかの病気を治して歩けるようになる

がん以外の病気って？

いま、2人に1人ががんと診断される時代です。そして日本は2007年から超高齢社会（65歳以上の人口割合が総人口の21％超）に移行し、その傾向はますます強まると予想されています。高齢になってくると、全身にさまざまな病気が出てくるというのはよくあることです。これまでみてきたように、動けなくなる原因は痛みであることが多いのですが、痛みを、がんだから仕方がないと決めつけていないでしょうか？その痛みは、本当にがんの痛みでしょうか？

がんかもしれませんし、骨粗鬆症かもしれませんし、変形性疾患（加齢に伴う変形）かもしれません。がんの痛みではない場合、がんという先入観をとり払って治療すれば、痛みがとれることもあります。ある部位のがんだけではなく、患者さんの全体（生活環境や経済力、価値観も含む）を見渡した治療が必要です。

実は、がん治療をするためには「動ける」ことが鍵となります。動けない状態で抗がん剤治療を行うと、肺炎や床ずれなどの合併症のリスクが高くなるので、がん治療を続けない選択をされることがあります。それは、動けない原因ががんでなくても同様です。動けない原因を突き止めて、「動ける」ようにする治療をすることは、がん治療においても大きな意味があるのです。動けるからこそ、がん治療も続けられるし、以前に近い生活も送れるのです。病気になったとしてもできるかぎり「動ける」生活を維持しながら、病気を治していくという心がまえが大切です。

■骨折しやすい部位

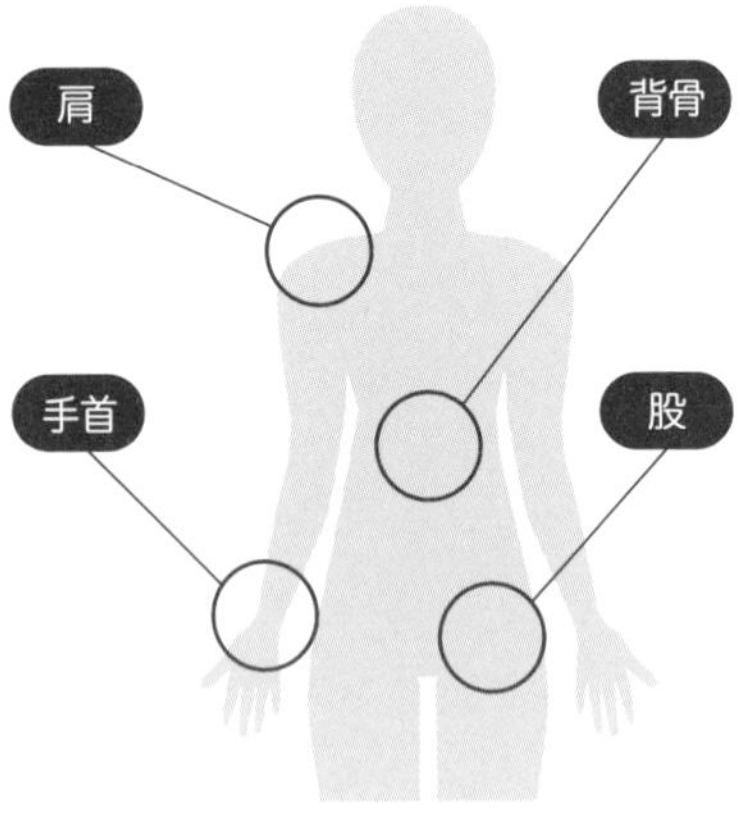

❶骨粗鬆症

骨粗鬆症は、それ自体では特に大きな症状はありませんが、骨が徐々にもろくなり、骨折に至る病気です。ある日突然、立ち上がろうと手をついたり、ちょっとつまずいただけで手首や肩、脚の付け根が骨折したり、寝床から起き上がったり、ものを持ち上げたりしただけで、背骨の圧迫骨折が起こったりします。圧迫骨折を起こすと、背骨の形が変わって背中が丸くなり、内臓が圧迫されて、心臓や肺の機能が低下しやすくなります。骨折による痛みも重なり、寝たきりやうつ病、認知症につながります。

とくに、脚の付け根の骨折は、骨折後1年の死亡率が2割、自立できなくなる割合が6割とされています。このため、骨粗鬆症は骨折する前の予防がとても大切で、食事や運動に注意して、定期的に骨密度を測り、骨が弱っている場合には薬による治療を行います。骨が弱っていくことを歳のせいだと放置せず、積極的な予防と治療で「動ける」生活を守りましょう。

骨粗鬆症の治療は、ビスホスホネート製剤などの治療薬と食事や運動といった日常生活の見直しが中心です。圧迫骨折の場合は状況によって、骨内にセメントを特殊な方式で注入

■ 骨づくりに必要なもの

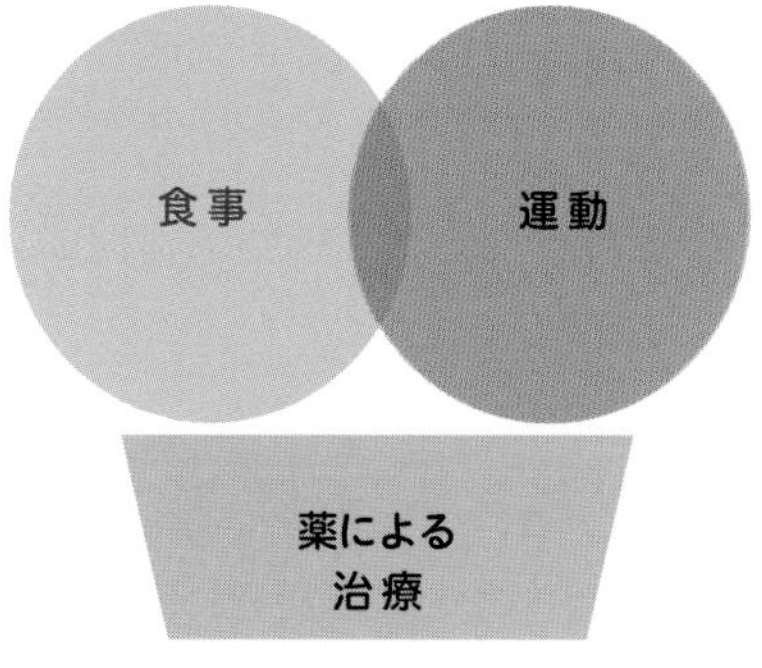

する経皮的椎体形成術（ＢＫＰ）や大きな負担をかけずに背骨を支えて固定する経皮的椎弓根スクリュー法（ＰＰＳ）などの手術が勧められます。

骨の健康のためには、カルシウム、ビタミンＤ、ビタミンＫがとくに大切です。カルシウムは、牛乳・乳製品、大豆・大豆製品、小魚、海藻類、小松菜などに、ビタミンＤは、鮭やイワシなどの魚類、キノコ類などに、ビタミンＫは、青菜、納豆、海藻類などに多く含まれています。また、カルシウムの吸収を妨げるリン（加工食品やインスタント食品に多く含まれます）、カフェイン、塩分の取りすぎやお酒の飲みすぎ、タバコは避けましょう。日光にあたると、皮膚でもビタミンＤが作られるので、ウオーキングや散歩など、屋外の運動も大切です。

高齢者の骨折の原因はほとんどが転倒です。屋外よりも屋内での転倒が多いので、安全に歩けるように生活環境を整えることが重要です（157ページ「歩きやすい住まいづくりのポイント」参照）。さらに、口の中の健康も大切です。骨粗鬆症では歯を支える歯槽骨がも

■経皮的椎体形成術（Balloon Kyphoplasty）

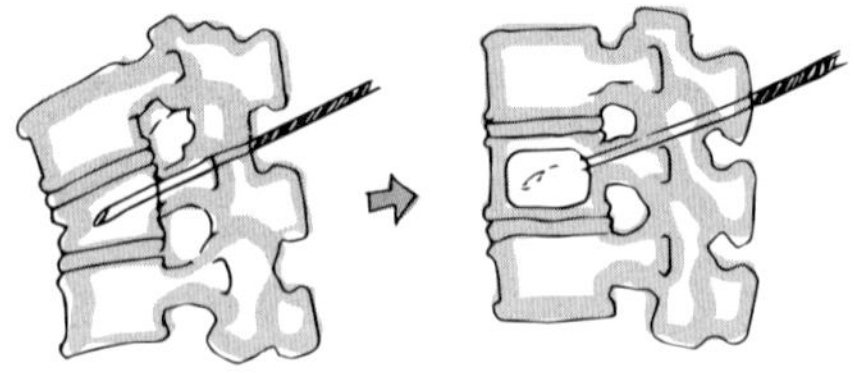

ろくなるなどして、歯周病にかかりやすく悪化しやすいともいわれています。正しい歯みがきやうがいで口腔内を清潔に保つことが重要です（92ページ「オーラルケアのすすめ」参照）。

❷変形性疾患

足腰が痛くて動けないとき、腰部脊柱管狭窄症、腰椎変性すべり症、椎間板ヘルニア、変形性関節症といった変形性疾患はよくある一般的な原因です。がんの転移も必ず頭にいれておかなければいけませんが、まずはよくある病気を疑います。これらの病気の治療は、非ステロイド性抗炎症薬などの薬、サポーターやコルセットなどの装具、ヒアルロン酸などの関節内注射、麻酔薬などのトリガーポイント注射、人工関節や固定などの手術が選択肢となります。

■椎間板内酵素注入療法

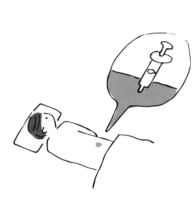

　がん患者さんの場合、局所の病気（変形性疾患）のことだけを考えればベストの選択肢ではなくても、できるだけ早く痛みをとって動けるようにな

り、抗がん剤治療を始めたほうがよいこともあります。変形性疾患の完治を目指すよりも早く動けるように思いきった手を打つことも時には必要です。また、全身状態がよくないため、負担がかかる治療をしにくいこともあります。治す治療ではなく症状を和らげる治療としては、温熱療法や神経ブロック、局所麻酔で実施できる手術を検討します。最近、椎間板ヘルニアに対し、酵素を含んだ薬液を注入する椎間板内酵素注入療法が注目されています。

III 不安を減らすための心のサポート

「がんです」と宣告されると、目の前が真っ暗になり、そのあと、何を言われたか覚えていないということはよくあります。それほど、がんのイメージは強烈であり、患者さんや家族に不安感、焦燥感、絶望感を与えます。その後も、心身ともにつらくなることがあります。悩みを話せる方がそばにいるときは、自分の気持ちを人に話し、つらい思いを少し、心の中から離してみてください。

厚生労働省の「平成30年（2018）人口動態統計月報年計（概数）の概況」をみると、がん（悪性新生物）の死亡率は死因の第1位です。一方で、がんと診断された人が5年後に生存している割合は年々改善傾向にあり、やや乱暴な手法ですが、

■ がんは死因の第１位

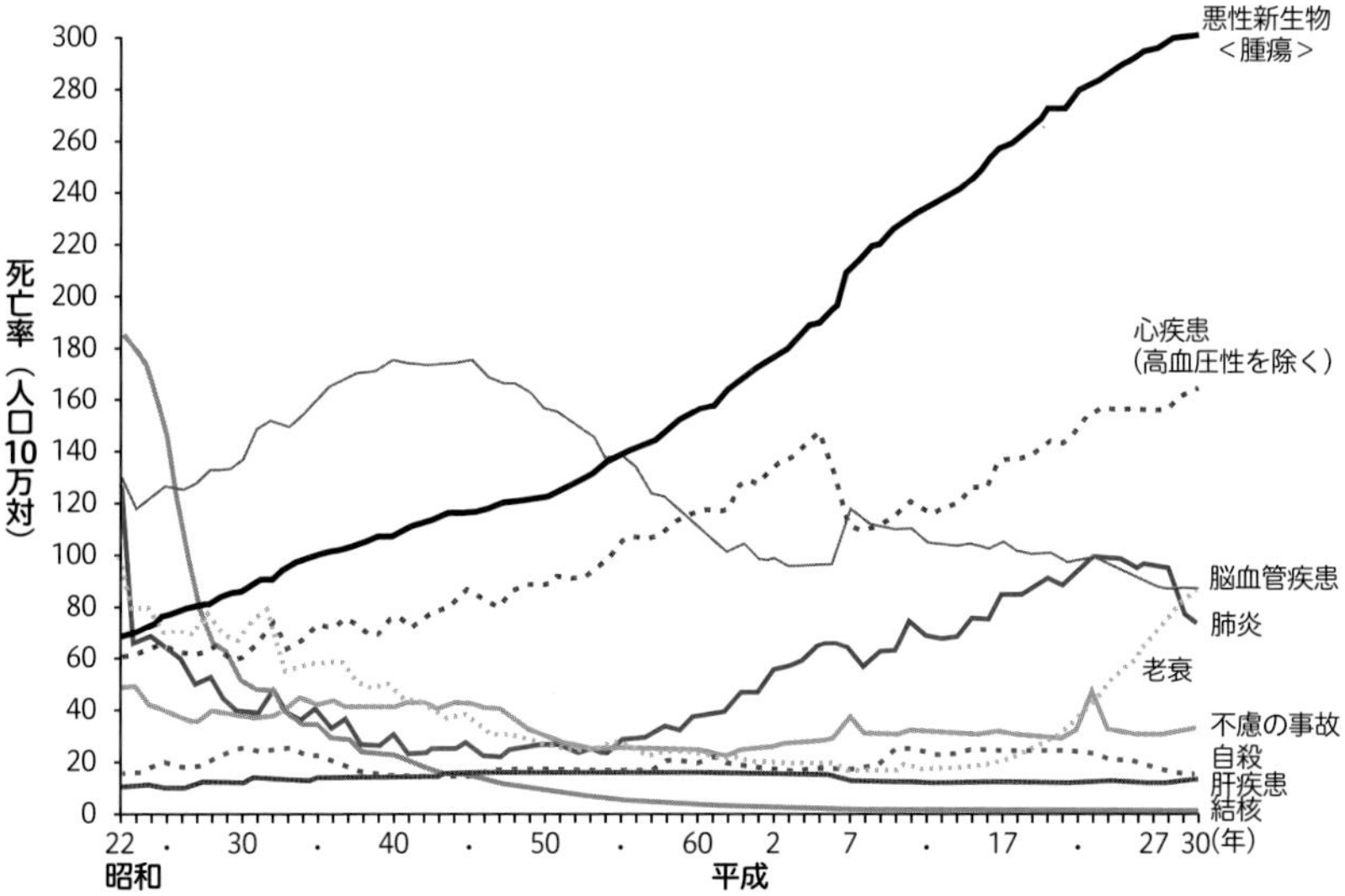

出典：厚生労働省「平成30年(2018)人口動態統計月報年計(概数)の概況」

すべてのがん種を合わせれば、10年後にも50～60%が生存していると推定される状況になってきました。つまり、がんになっても、治療を続けながら、がんとともに生きる時代になっているのです。がんは、まだまだ治る病気ではありませんが、がんになったらもう終わりというわけではなく、どう生きるかを前向きに考え、支える社会ができあがりつつあります。

①メンタルケア

がん患者さんの精神症状として最も多くみられるのは不安と抑うつで、最も典型的な要因が再発や転移に対する恐怖です。不安とは、漠然とした恐れで気持ちが落ち着かないこと、抑うつとは、悲しみや絶望感、意欲低下など、精神的に落ち込むことです。がん患者さんの約半数が適応障害、うつ病、せん妄といったなんらかの精神疾患の診断基準を満たしているとされています。

せん妄は、突然発生する精神機能障害で、さまざまな精神症状が時間とともに変化し、通常は回復します。注意力および思考力の低下、見当識障害などが特徴です。がんの進行期や終末期に比較的高齢の方によくみられ、病気や薬、環境の変化などの原因の特定が重要となります。

適応障害やうつ病の危険因子には、独居、ストレス、人間関係のトラブル、身体活動性の低下、支援の不足などが挙げられ、なかでもコントロールされていない痛みの存在は、不安や抑うつの大きな原因となります。国立がん研究センター社会と健康研究センター予防研究グループの多目的コホート研究では、がんと診断後1年以内の自殺率は、がんではないグループの約20倍だったと報告されています（＊）。

がん患者さんのケアにおいては、患者さんを心身ともに支えるような良好な信頼関係を基礎としたコミュニケーションが不可欠です。

②がんロコモというニューフロンティア

❶生きる時間を動ける時間にする

いま、平均寿命は男性81歳、女性87歳ですが、健康寿命（健康上の問題で日常生活が制限されることなく生活できる期間）は男性72歳、女性75歳です。また、要介護2以上になる年齢は男性80歳、女性84歳です。日常生活が制限され、誰かの介護を必要とする期間が亡くなるまでに数年間あるのです。生きている間、動けることが当たり前のように思って

＊ https://epi.ncc.go.jp/jphc/outcome/3399.html

いますが、現実はそうではありません。誰にも迷惑をかけずに逝きたいと誰もが思いますが、最後の数年をどう克服するかが課題になっています。そこで、生きる時間と動ける時間をできるだけ同じにするために、介護から自立支援へのパラダイムシフト、がんロコモの予防とケアが必要となるのです。

❷がんのチーム医療

がん治療は、患者さんごとにさまざまな職種の専門家が集まって、チームで取り組むことがよいとされています（チーム医

■ 平均寿命と健康寿命

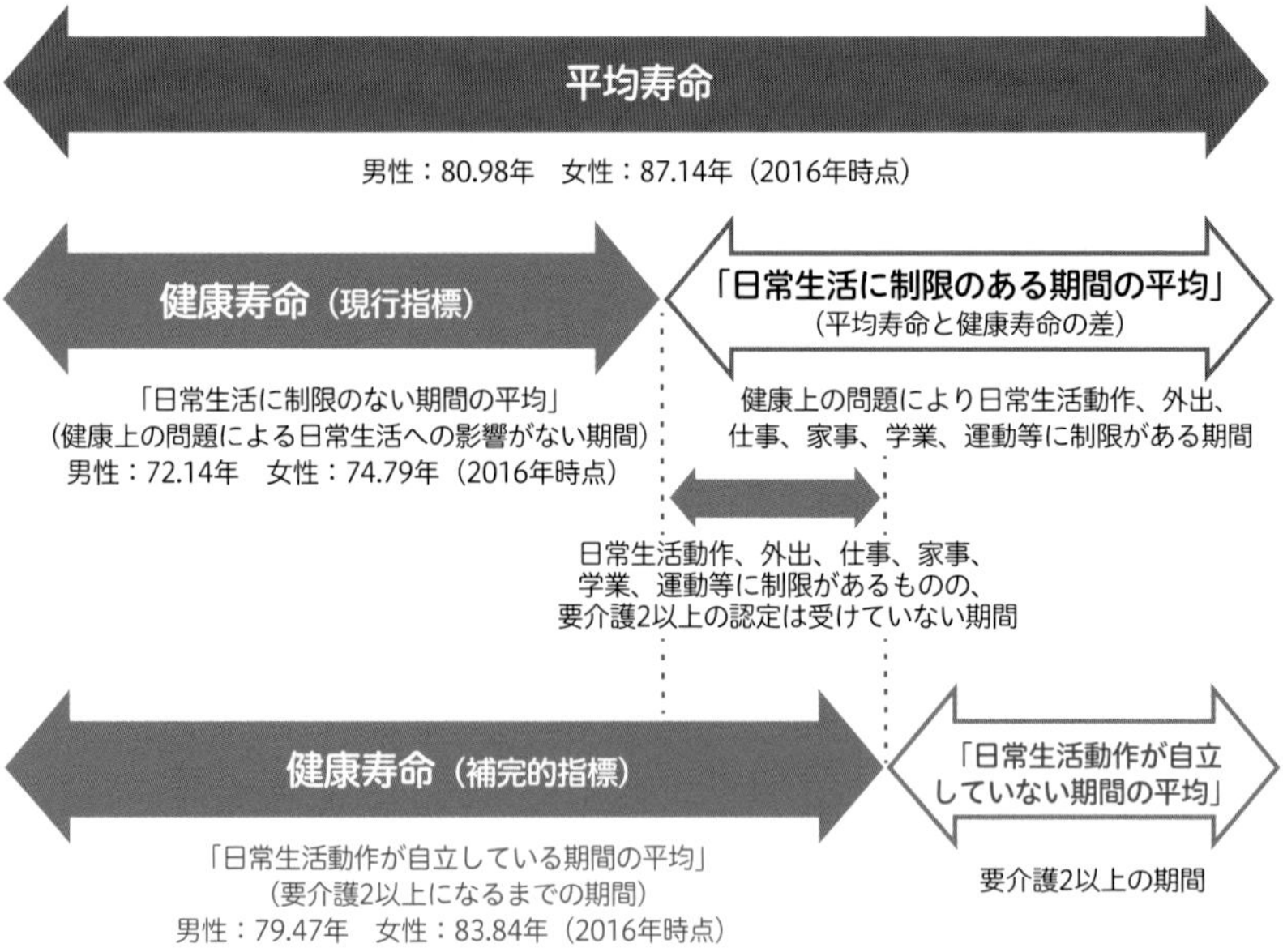

出典：厚生労働省「健康寿命のあり方に関する有識者研究会報告書」資料１－２

療ＡＢＣ)。３つのチームは、がん治療の提供者、心理社会経済的な支援の提供者、公共性の高い基盤整備の提供者、から構成されます。患者さんの治療効率を高め、ＱＯＬを高めるために、各チームの構成員が互いに尊重し合いながら、患者さんや家族、介護者と最適な関係を構築していくことが重要です。さまざまな専門家の目線から、がんにとらわれすぎずに患者さん全体を診ることが、患者さん中心の医療を進めていく上では必要になります。誰かが抱え込むのではなく、患者さんや家族、

■ がんのチーム医療 ABC

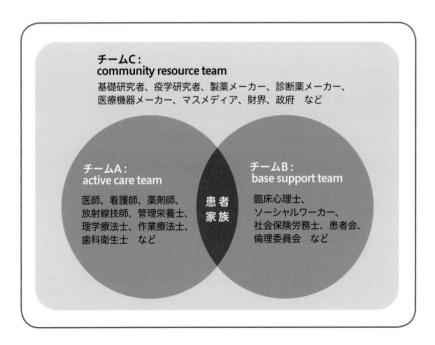

介護者それぞれを最適な専門家が支えながら、治療全体に対する患者さん側の満足度を高めていくような治療を目指します。

❸がんロコモと緩和ケア

緩和ケアはターミナルケアや終末期ケアのことだと思われがちですが、病気になったときから、がん治療と並行して始めます。現れる可能性がある症状を予防する、または現れた症状を和らげるケアになります。サポーティブケア（支持療法）やエンドオブライフケア、ターミナルケア（終末期ケア）をすべて包括する広い概念というイメージです。

がんロコモ診療は、がんを治す治療だけを指すのではなく、がんによる身体の不調をケアする治療でもあり、緩和ケアを含んでいます。具体的な目的とゴール（目標）の設定をチームで行うことが重要になります。現状を知り、治療法から予想される病状の経過や生活環境の変化を聞き、何を解決すればどこまでやりたいことができるようになるかを共有して治療することが大切です。

例えば、自分ががんになったとき、痛みをとることが希望するゴールでしょうか。確かに、つらくない、苦しくない、痛くないほうがよいのは間違いありません。ただ、痛くなければ寝たきりでもよいというわけではありません。人として生きるかぎり、以前のように動いて歩いて生活したいと思うはずです。「動ける」ことが、がん治療の継続につながり、健康寿命ひいては余命も延びて、笑顔でその人らしい生活を送ることにつながります。これこそががんロコモ診療における緩和ケアの神髄でもあります。

がんロコモ診療では、苦痛をなくすことがすべてではなく、少しでも不安を減らし、身体機能の維持に努め、生活レベルを上げることが大切です。がん以外の病気を治して歩けるようになることもあります。痛みの原因がわかって、痛みが軽くなれば、たとえがんが治らなくても歩けるようになることもあります。ときには、一度はあきらめたがん治療にもう一度立ち向かうことができるかもしれません。

無理をしないように「今日の自分の体調はどう?」と常に確認しながら、動いて生活するためにできることを考えてみてください。そして、検査や治療で身体が思うように動かないときも、可能なかぎりいままでの生活を継続してください。身体と心はつながっています。

③がん患者さんと関わる

がんは「死」を連想させるものであり、これまでの当たり前の日常が大きく変化するものです。だからこそ、受け止めて対応するのに時間がかかるのですが、日常はおかまいなしに治療や仕事、生活に関する決断を次々に求めてきます。

がんになると、患者さん本人だけではなく、家族や介護者にも大きな負担がのしかかります。家族や介護者は「第2の患者」と呼ばれるほどで、患者さん本人と同じように身体的、精神的、社会的、経済的なサポートを必要としています。そして、がんを治そうと意気込むほど、長期戦かつ持久戦であるがんとの闘いに疲れ果ててしまいます。がんが身近な病気となり、生存率が向上しているいまこそ、高血圧、糖尿病などの生活習慣病と同じように、がんを無理にねじ伏せようとせずにうまく付き合っていく生活が、実はがんを治すことにもつながるのです。

がん患者さんに関わる周囲の誰にでもできることは、耳を傾けることです。がん患者さんを支えるには、価値観を押しつけるように話をしたり、無理やり手を出して引っ張ったりするのではなく、まず相手の思いを聞いてみましょう。そして、その思いに共感し、ともに歩むことを心がけてください。自分で歩むことができる患者さんをそばで見守るだけでよいこともあれば、手を引いて歩まなければならないこともあります。いずれにせよ、ともに歩むためには、思いを受け入れることが求められます。つまり、患者さん、家族や介護者の希望や決断を支える関わりを構築し、継続していくことが重要です。

つらい体験や治療そのものを変えることはできなくても、ともに考え、受け止め、ありのままの姿をサポートしていくことはできます。いま何に困っているのか、どうすれば解決できるのか。何を目指しているのか、どうすれば達成できるのか。決して高望みではなく、当たり前の日常を送るために、生活するために、どうすればよいのか。支える感覚を意識し、思いを尊重し、周囲と協調し、支援していきましょう。

5章

社会の助けで歩く：住まいとお金の問題

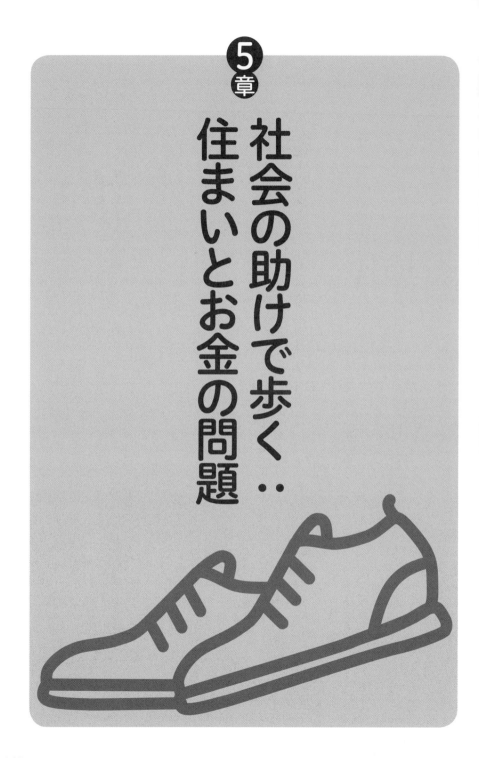

1 最期まで歩いてトイレに行けるように

元気な人にとって、トイレに行くという行動はごく当たり前かもしれません。自宅でも、レストランや喫茶店で食事をしたときでも、街を歩いていてふと行きたくなったときでも、トイレを探せば必ずどこかにあって、何気なく駆け込んで用を足しています。身体が不自由になって、すぐトイレに行けなくなったり、自分でズボンやパンツの上げ下ろしができなくなったり、脱ぐのに手間取って漏らしてしまったり、あるいはオムツが必要になったりしたとき、「もう生きていてもしょうがない」と思う人はたくさんいます。

私たちの生活の中には、生きる目的や意味を与えてくれる行為がたくさんあります。「動ける」「生活できる」ことはとても大きな意味をもっています。なかでも「最期まで歩いてトイレに行ける」ことは、人として生きている実感を得られる大切な行為です。

①人生に欠かせない生活行為

私たちの生活には、生きていくうえで営まれる日常生活動作、家事、仕事、社会参加活動といった、さまざまな個人の生活全般の行為があります。こういった生活行為は、人に生きるための目的や意味を与えるものなのですが、健康なうちは何気ない普段の生活で意識することはほとんどありません。

病気やけがなどでこういった行為ができなくなったときに、生きる目的や意味を失ったことに気づきます。こういった行為ができなくなることは、身体的な機能の喪失だけではなく、精神的、社会的な喪失も伴うので、つらく、悲しく、寂しく、苦しく感じます。

❶日常生活動作

歯みがきやトイレ、お風呂に入るといった、身近な最低限の生活行為です。これらの行為が制限されると、自尊心が傷つくこと

生活行為	具体例
日常生活動作	歯みがき、トイレ、入浴、着がえ、睡眠　など
手段的日常生活活動	掃除、洗濯、料理、買い物　など
生産的生活行為	就労、就学　など
余暇的生活行為	趣味の活動（読書、旅行、音楽鑑賞、映画、散歩　など）
社会参加活動	ボランティア、自治会、町内会　など

になります。

❷手段的日常生活活動

家事は家庭における日常生活を支えるさまざまな活動です。これらの行為が制限されると、孤独を感じ、存在意義の喪失につながります。

❸生産的生活行為

仕事は社会的な役割が大きく、社会における自己の存在を認識する活動です。これらの行為が制限されると、孤独を感じ、存在意義の喪失につながります。

■生きる目的や意味を与える生活行為

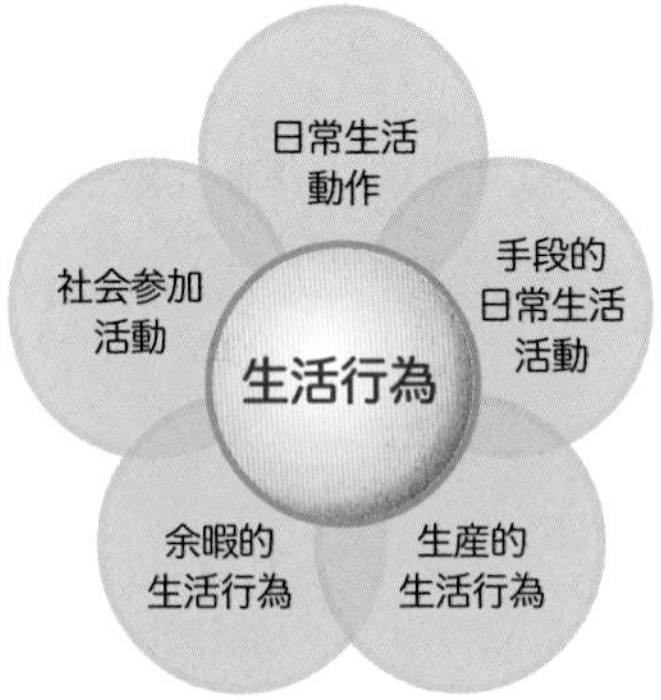

❹余暇的生活行為

趣味の活動は個人によって異なり、性別や年齢、環境によっても大きく変わる幅の広い活動です。生活行為のなかでは不必要なもの、ぜいたくなもの、余分なものと考えられがちですが、癒やしであり、楽しみであり、気分転換でもあるので、生活のゆとりやＱＯＬに直結する重要な生活行為です。

❺社会参加活動

地域活動は、生活行為のなかで最初に制限を受けやすい活動です。とくに、高齢者の地域活動の範囲が狭まると、住んでいる地域で思うように活動できなくなって身体機能が低下し、人とのコミュニケーションの機会が減り、うつ病や認知症など、精神面に大きな影響を及ぼします。社会とつながりがあることは、患者さんの心身にとって大切なことです。

②支援には2つの視点がある

生活行為に対する支援は病状によって変わります。その関わり方には、2つの視点があります。

❶できなくなったことを再びできるようにする

1つ目は、リハビリテーション（自立支援）の視点です。身体の機能を高めて、再び元の機能を取り戻すことを目的とするときには、リハビリテーションを含めたトレーニングを行います。

❷できなくなったことをほかの手段でできるようにする

2つ目は、介護やケアの視点です。病状が思わしくないときや終末期を迎えたときは、再び元の機能を取り戻そうとするのではなく、その時々にしたい、あるいはすべき行為ができるように支援します。なんらかの助けによって、「できなくなったことを補う」方法を探します。

手がしびれて細かい作業ができない、関節が痛くてうまく動かせないなど、がんやその治療によって生活行為にはさまざまな制限が出てきます。でも、その制限は一見しただけではわかりにくかったり、誰にもいえなかったりすることも多いのです。周りにいま

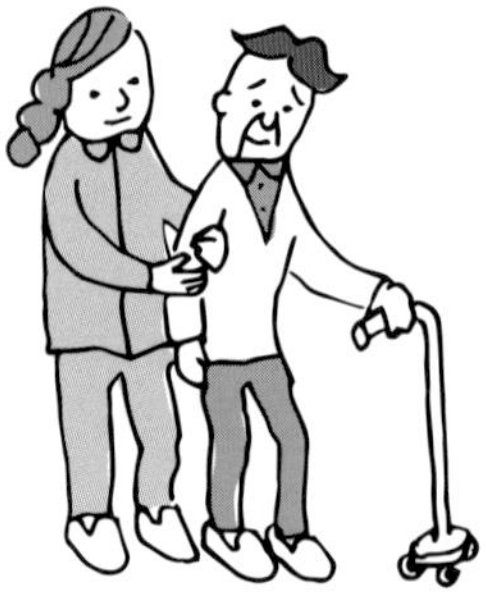

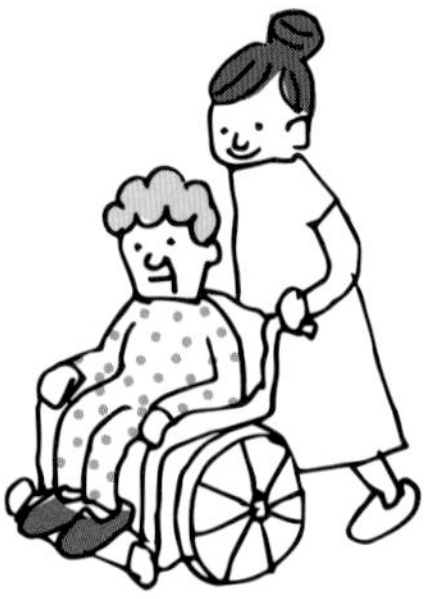

できるようにする支援（自立支援）	できるように補う支援（介護、ケア）
支援内容・視点	
・繰り返しトレーニングする	・できないことを手伝う
・自分でできるようにする	・代わりにできる方法を用意する

困っていることをうまく伝えて、その課題を解決に導けるように、それぞれの生活に視点を向けた支援を受けることが大切です。

II 住まいの工夫

①自宅で以前のように生活するために

自分の家で生活することは、健康なうちは当たり前かもしれませんが、がん患者さんと家族にとっては、不安や負担がとても大きいものです。がんの進行や治療によって生活行為が制限されてくると、自宅で医療的な処置やケアが必要となることも多く、たとえ自立していてもハードルが高いものです。病状が進行すると、思い通りに外出できなくなることもあります。

そんなとき、定期的に診療してくれる医療機関と、普段の生活チェックやお薬を出してくれるかかりつけの診療所が連携して在宅での療養を支援してくれれば理想的です。最近はその重要性が認識されるようになり、地域の診療所との橋渡しを担当する地域医療連携室を設置する医療機関も増えてきました。

急変が予測される病状であれば、24時間対応の訪問診療や往診が可能な在宅療養支援診療所をお勧めします。一般的に、訪問診療は週1回から2週間に1回程度で、普段の処置やケアは訪問看護が担います。調子が悪くなったときは、まず看護師が訪問し、必要な場合に医師の往診を依頼します。病状によっては、24時間対応の訪問看護ステーションと契約するほうがよい場合もあります。そのほか、在宅療養を支援するため、訪問リハビリテーション、訪問介護、薬剤師や管理栄養士による訪問療養管理指導など、いろいろな職種の支援があります。また、よりよい在宅療養のためには、患者さんだけではなく家族や介護者を支えることも必要で、患者会や医療

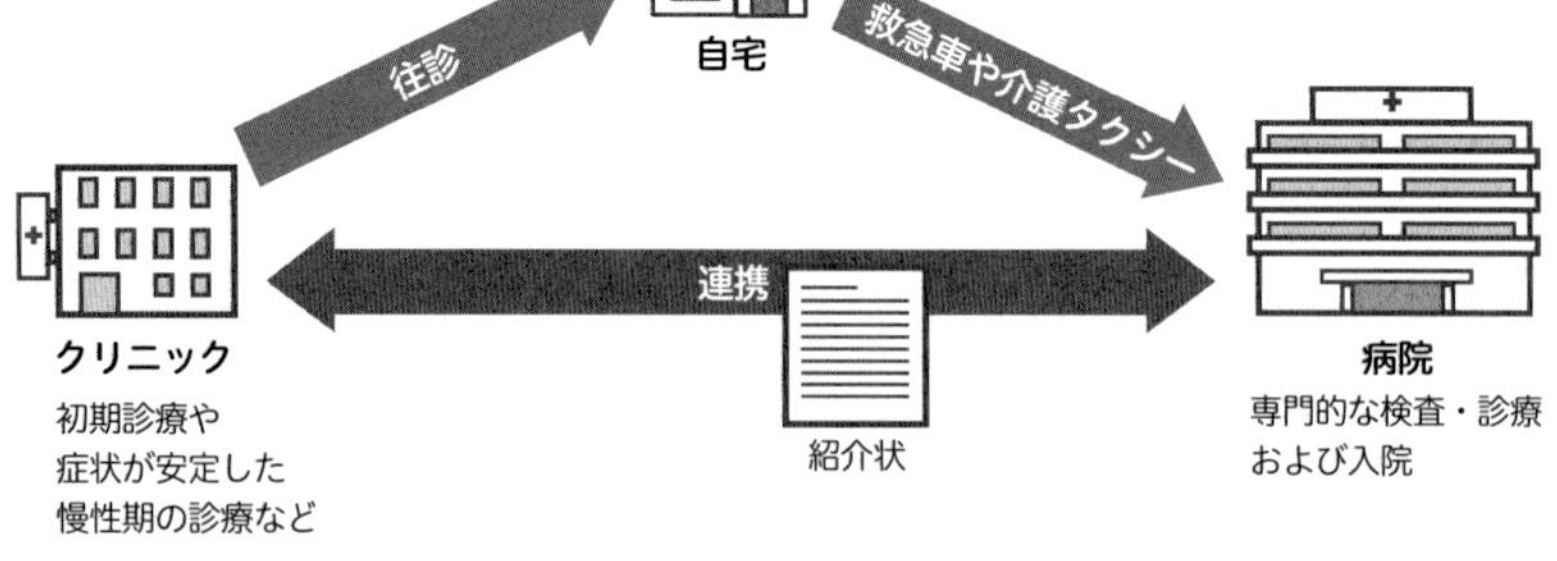

機関の相談室がその役割を担っています。

訪問診療と往診の違いは？

どちらも医師が患者さんの自宅を訪問して診療を行います。訪問診療は、外来通院が困難な患者さんに対して、同意を得て計画的に訪問し診療します。急変時には緊急で訪問することもあります。往診は、患者さんの要請を受けて、そのたびに訪問し診療します。

②入院すれば、必ず退院がある

入院中の患者さんが在宅での療養を希望したとき、いま必要な処置やケアがなく、専門職による支援サービスも必要なければ、退院日を決定するだけで問題ありません。しかし、がん患者さんの場合は支援サービスを必要とすることが多く、退院して自宅に戻るまでにさまざまな準備が必要となります。

❶準備を始める時期はいつ？

準備を始める時期は早ければ早いほどよいのですが、あまりに早すぎると、退院する時期がいつになるのか、退院するときの状況がどうなっているのか、予測が難しくなります。国は医療機関に対して、入院したときから患者さんの家族背景や住環境などを調査して、専門職で話し合い、スムーズに自宅へ退院できるように準備を始めることを推進しています。つまり、入院した時点で、どのような環境で生活していたのか、これからどのような治療をするのか、どのような経過をたどる見込みなのかを、医療者と患者さんや家族で確認し、共有することを求めています。なかでも対応が遅れがちなのが介護サービスに関する手続きです。介護サービスを利用するための要介護（要支援）認定は調査を行って認定されるまで時間がかかることから、あらかじめ申請手続きを進めておかなければなりません。そして、治療の進み具合や病状をこまめに共有し、退院する時期や状況が予測できた段階で居宅介護支援事業者と契約し、ケアマネージャーや在宅医療スタッフを交えて介護サービス計画を作成してもらうなど、具体的な準備を進めます。そして、退院前には、最終調整と確認のための会議を開くなどして、患者さんと家族が安心して自宅に帰れるようにします。

❷どこに頼めばいい？

退院までの支援を担当する窓口は、入院した医療機関の病棟看護師であることが多いです。医療機関によっては、退院支援に関わる部門があり、担当する看護師（退院調整看護師）や医療ソーシャルワーカーが決まっていることもあります。担当者は、患者さんや家族と相談しながら、担当医や理学療法士、作業療法士、薬剤師、管理栄養士、退院支援部門などと連絡をとって、退院に向けた調整を進めます。もともと介護サービスを利用している場合や退院する前に担当ケアマネージャーが決まっている場合は、担当ケアマネージャーが入院している医療機関との調整を支援します。

③病院で歩けたら、自宅でも歩ける？

「歩けるかどうか」によって、退院後、自宅に帰れるかどうかが判断されることもしばしばあります。では、病院で歩けたからといって、自宅でも歩けるのでしょうか。病院はバリアフリー化され、通路は広く、段差も少なく、転倒しないように手すりが設置されています。また、歩行器や杖、車椅子などを借りることもできます。一方で、自宅や屋外には大小さまざまな段差があって、つまずいたり、滑りやすい床や敷物があったりします。また、歩行器を使おうとしても、廊下

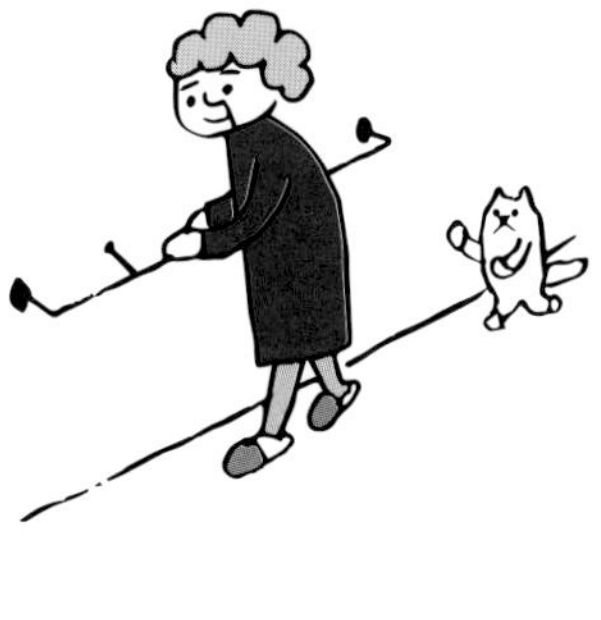

やドアの幅が狭くて、思うように歩けないこともあります。

自宅で以前のように生活するためにはまず、歩きやすい住まいづくりから始めましょう。

④歩けなくなる理由は住まいのせい？

歩きやすい住まいづくりは、いま入院している患者さんだけに必要なものではなく、一緒に生活している家族にも重要です。歩けなくなる原因として多いのが、骨折や麻痺です。「つまずいて転んだ」「滑って腰を打った」という患者さんの話は本当によく聞きます。骨折すると手術が必要になったり、長期間の入院を強いられたりします。すると、体力が低下するだけではなく、ときにそのまま寝たきりになってしまうこともあります。

寝たきりになると、誤嚥性肺炎や床ずれなど、ほかの病気を合併してさらに状態が悪くなり、本来はすぐに始めるべき治療ができなくなってしまうかもしれません。また、転倒をきっかけに麻痺が生じると、足を上げにくくなっ

■住まいの問題点を見直そう

- ●部屋の明るさは十分ですか？
- ●階段や風呂場などに手すりはありますか？
- ●廊下や階段、トイレなどにものをおいていませんか？
- ●家具や小物類で歩きにくくないですか？
- ●マットや敷物、床が滑りやすくないですか？
- ●電化製品のコード類が床を這っていませんか？
- ●新聞や雑誌をつい足元においていませんか？

たり身体の左右のバランスが悪くなったりするので、ちょっとした段差を上ることができずにつまずいたり、立ち上がったり振り返ったりする動作でバランスを崩して転んだりします。すると、歩くことがつらく感じ、ますます動かなくなってしまいます。

このように、住まいに問題があると歩けなくなってしまうことも少なくありません。住まいづくりは人生をも大きく左右する可能性があるのです。

⑤歩きやすい住まいづくりのポイント

❶歩く経路を確認する

1日、または1週間の生活パターンを想定して、トイレや洗面所など、頻繁に移動する場所やそこに行くまでに歩く経路について、具体的な間取りを書いて考えます。住まいのなかで、毎日通る場所、週1回程度しか通らない場所、まったく通らない場所などが明確になると、環境を整えるポイントが見えてきます。

❷危険な場所、苦労しそうな場所を見つける

生活するなかで歩く経路が明確になったら、そのなかで危険な場所や苦労しそうな場所を

確認します。とくに、次のようなポイントに注意します。

ⓐ滑りやすい場所
ⓑ段差がある場所
ⓒ敷物がある場所
ⓓドアなど、立ち止まって手を使う場所
ⓔ狭くなった場所（急に広くなった場所）

❸安全に歩けるように工夫する

ⓐ滑りやすい場所

洋室（とくに板の間など）は滑りやすいです。滑りやすい場所は、いつも以上に気をつかって力が入るので、疲れやすく、転ぶ危険性も高くなります。床材を変えるのが最もよいのですが、費用がかかります。そのため、はだしで歩く、滑り止めがついた靴下を履く、室内用の靴を用意するなどの工夫をします。ただし、スリッパは危険ですので控えてください。

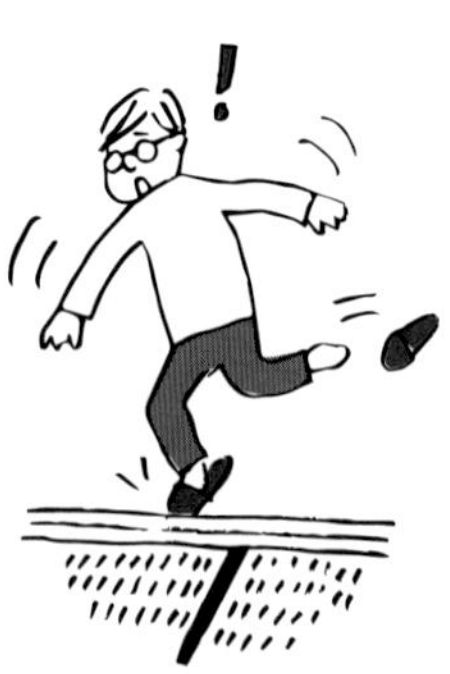

ⓑ段差がある場所

段差にはスロープの設置が検討されますが、ドアの敷居のような小さな段差にスロープをつけると、かえってつまずきやすくなります。乗り越えられる小さな段差であれば、改修せずに段差をそのままにしておくのも一手で、代わりに、段差を見落とさないように目立つ印をつけたり、横に手すりをつけたりすることを考えます。大きな段差であれば、踏み台をおくなど、段差を複数段に分けるのもよい方法です。踏み台は動かないようにしっかり固定してください。

ⓒ敷物がある場所

できれば、マットは敷かないようにします。もし敷かなければいけないときは、マットと床に隙間ができないように固定し、隙間に足先が入ってつまずいたり、マットがずれて滑ったりしないようにします。

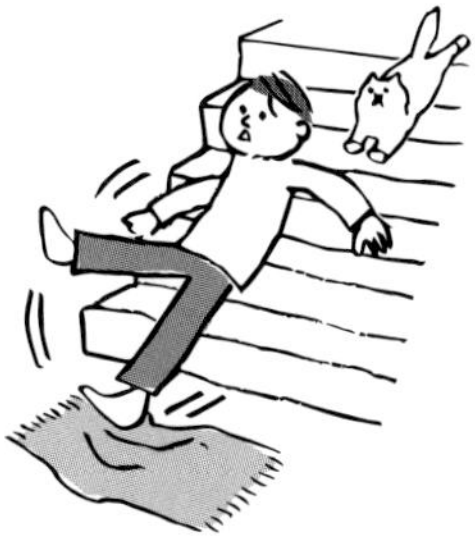

ⓓドアなど、立ち止まって手を使う場所

手前に引くドアを開けるとき、後ろへ1歩下がらなければならないために転ぶことがあります。引き戸に替えることができればいいのですが、すぐに替えることができない場合、開けたままにしておくのも手です。また、重いドアや自動で閉まるドアの場合、ドアを操作することに気が向いてしまって転びやすいので注意します。

ⓔ狭くなった場所（急に広くなった場所）

使う歩行器によって狭くて通れないこともあるので、歩行器と通路の幅を確認します。家具と壁をつたって歩くとき、手をつくところが動いたり滑ったりするとバランスを崩して転ぶことがあります。できるだけ固定された家具や壁に沿った経路を考えます。狭いところだけではなく、急に広くなるところも危険です。急に広いところに出ると、つたっていた壁が遠くなってバランスが崩れ、転倒することがあります。

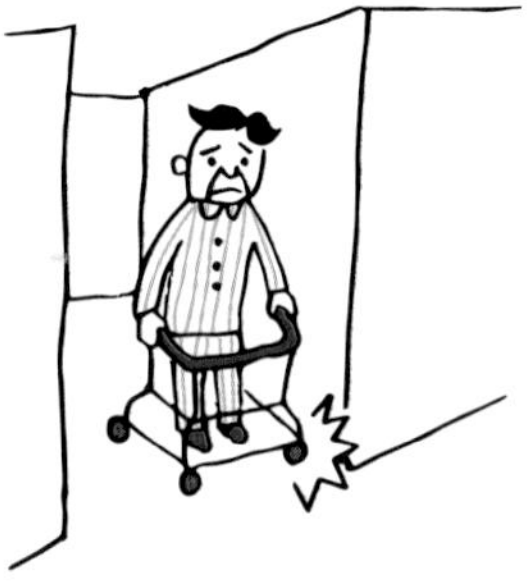

❹家族に不便ではないかを考える

患者さんにとって歩きやすい環境を整えることは大切ですが、一緒に生活する家族にとっても生活しやすい空間でなければなりません。大きな機器をつけたり、大がかりな工事をしたりしても、あとからじゃまに感じたり、要らなくなったりすることもあります。経済的な負担もさることながら、患者さんの状態や生活環境も変化する可能性があることを考えて、できるだけ元の環境に戻しやすい復元性の高い方法や、再調整しやすい方法を選びましょう。

⑥支えてくれる社会の仕組み

住まいの環境を整えるために役立つ社会の仕組みとして介護保険制度の中のさまざまな居宅サービスがあります。そのほかにも障害福祉サービスで同様の制度を利用できることがありますので、確認してください。病院の医療福祉相談室などの相談窓口のほか、市区町村の障害福祉や介護保険を担当する窓口や地域包括支援センター、担当ケアマネージャーにも相談できます。

❶住宅の改修

段差の解消や手すりの設置、洋式便器への交換など、工事費用の一部の助成を受けることができます。ただし住宅改修が必要な理由書、工事費の見積もり書などを添えて事前に支給申請書を提出するといった手続きが必要です。

❷福祉用具の貸与（レンタル）

歩行器や車椅子、介護用ベッドなど、一部の福祉用具を借りることができます。購入される方もいますが、その後の要介護度の変化などによって福祉用具の変更が必要になることもあるため、原則としてレンタルをお勧めします。購入する場合も、まずはレンタルで使用して自分に合ったものを選んでください。長期的に利用する場合は、購入を検討しましょう。

❸生活援助

介護福祉士や訪問介護員などが自宅を訪問し、食事の準備や部屋の掃除、洗濯、買い物などの家事を支援する訪問介護サービスです。歩きやすい環境づくりとして、部屋の整理整頓や掃除は重要です。部屋が散らかっているとつまずき、転倒するリスクも高くなります。自宅内への介入を敬遠される方も多いのですが、さらなる支援や介護が必要となる前に、このようなサービスを利用することも大切です。

❹通院・外出介助

介護サービスには、通院等乗降介助（いわゆる介護タクシー）のように、通院や預金の引き出しなどの日常生活上必要な外出を支援するサービスがあります。他にも、ガイドヘルパー

（移動介護従事者）が外出を支援するサービスや、市区町村で独自のサービスを設けているところもあります。自宅に閉じこもると、心身機能の低下をきたすだけではなく、生きがいを感じにくくなるなどの悪影響があります。利用できるサービスをできるだけ活用しながら、生活を豊かに保つことが歩けることにもつながります。

III お金と仕事の問題

①避けて通れないお金の問題

がん治療で必要となる医療費はとても高額です。また、医療技術の進歩によって、さらに高額な治療法が次々に開発されています。たとえがんが進行していても、治療を継続することで長期間日常生活を維持して

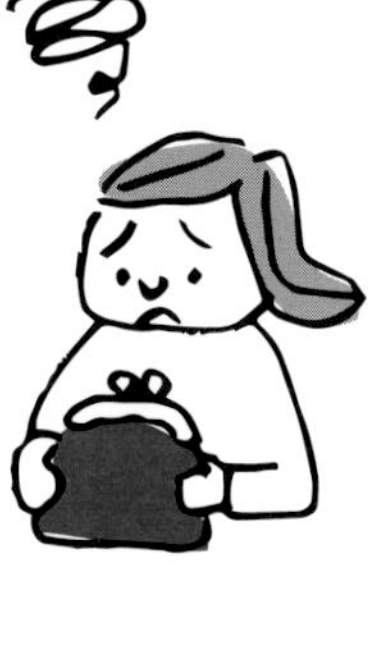

暮らしていける時代になってきました。しかし、がん治療が長期化すればするほど、治療費も長期にわたって負担していかなければなりません。がん治療を続けるためには、お金の問題は避けて通れないのです。

特定非営利活動法人日本医療政策機構市民医療協議会がん政策情報センターがまとめた「患者が求めるがん対策　ｖｏｌ・２～がん患者意識調査　２０１０年～＊」では、がん治療にかかった費用について、「とても負担が大きい」「やや負担が大きい」と回答した人は、合わせて70・9％でした。全回答者のうち5・7％は、経済的負担が原因で治療を中断・変更した経験があると回答しています。お金の切れ目がいのちの切れ目になってはいけません。では、お金の問題は、がんと診断される前に民間保険のがんを保障対象とする保険に入っておく以外には解決できないのでしょうか？

がん治療や療養生活を続けるうえで、経済的な問題は多くの患者さんや家族が抱える課題です。とくに、就労し子育て中の世代の場合、就労を継続できなくなれば、子供の学費などの支出に大きな影響が出るため、事態は深刻です。また、経済的な話は患者さんや家族が気軽に相談しにくい内容でもあります。経済的なことで悩みや不安があれば、相談できる専門の窓口があることを知っておくと助けになります。

＊ http://ganseisaku.net/pdf/inquest/20110509.pdf

②活用できる社会保障制度を知ろう

日本には医療費や生活費の助成を行う社会保障制度が整備されています。しかし、その制度は自ら請求し、手続きをしなければ活用できません。

❶医療費の負担が軽くなる公的制度

・**高額療養費制度**：月ごとに年齢や収入等に応じて設定された自己負担限度額を超えて医療費を支払った場合に、あとから医療費の払い戻しを受けることができる制度です。

（窓口）加入している公的医療保険（各健康保険組合など）の窓口

・**所得税の医療費控除**：1年間に一定以上の医療費を支払った場合に、税金の一部が還付される制度です。

（窓口）住んでいる住所地を管轄する税務署

❷介護保険制度

介護保険制度の対象には第1号被保険者と第2号被保険者があります。第1号被保険者は、

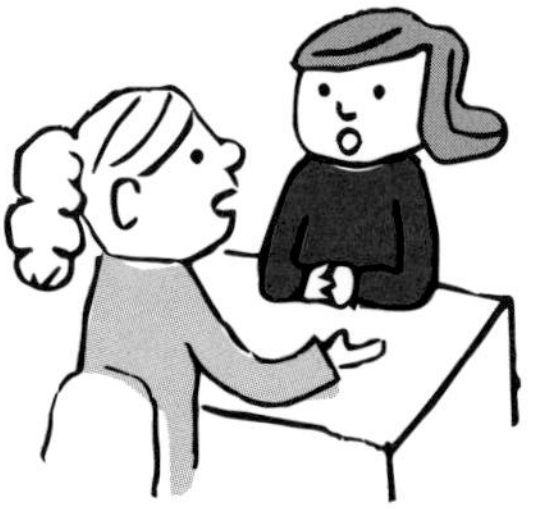

65歳以上で、原因は問わず要支援・要介護状態となった場合に、第2号被保険者は、40歳以上65歳未満で、老化に起因する特定の病気（末期がん、関節リウマチ、脳血管疾患など）により要支援・要介護状態となった場合に、さまざまな介護サービスを受けることができます。要介護（要支援）認定の申請から認定までの期間は各市区町村によって異なりますが、1カ月程度です。また、認定結果の通知前であっても、認定調査が終わっていれば、一部の介護サービスを利用できる場合もあります。介護サービスの対象とならない場合でも、一部の生活支援サービスなどを利用できる場合があります。

（窓口）市区町村の介護保険担当窓口、地域包括支援センター

❸生活費などの助成や給付

・傷病手当金：病気療養のため会社を休む必要がある場合

（窓口）会社の人事労務担当、全国健康保険協会、健康保険組合など

・障害年金・障害手当金（一時金）：病気によって今まで通りに働くことが難しくなった場合

（窓口）年金事務所、年金相談センター、市区町村の国民年金担当窓口

・身体障害者手帳の交付：がん治療で障害が残る可能性がある場合

（窓口）市区町村の障害福祉担当窓口

■ 介護サービスの種類

	介護給付を行うサービス	予防給付を行うサービス
都道府県・政令市・中核市が指定・監督を行うサービス	●居宅介護サービス ［訪問サービス］ ●訪問介護（ホームヘルプサービス） ●訪問入浴介護 ●訪問看護 ●訪問リハビリテーション ●居宅療養管理指導 ●特定施設入居者生活介護 ●福祉用具貸与 ●特定福祉用具販売 ［通所サービス］ ●通所介護（デイサービス） ●通所リハビリテーション ［短期入所サービス］ ●短期入所生活介護（ショートステイ） ●短期入所療養介護 ●施設サービス ●介護老人福祉施設 ●介護老人保健施設 ●介護療養型医療施設 ●介護医療院	●介護予防サービス ［訪問サービス］ ●介護予防訪問入浴介護 ●介護予防訪問看護 ●介護予防訪問リハビリテーション ●介護予防居宅療養管理指導 ●介護予防特定施設入居者生活介護 ●介護予防福祉用具貸与 ●特定介護予防福祉用具販売 ［通所サービス］ ●介護予防通所リハビリテーション ［短期入所サービス］ ●介護予防短期入所生活介護（ショートステイ） ●介護予防短期入所療養介護
市町村が指定・監督を行うサービス	●地域密着型介護サービス ●定期巡回・随時対応型訪問介護看護 ●夜間対応型訪問介護 ●地域密着型通所介護 ●認知症対応型通所介護 ●小規模多機能型居宅介護 ●認知症対応型共同生活介護（グループホーム） ●地域密着型特定施設入居者生活介護 ●地域密着型介護老人福祉施設入所者生活介護 ●複合型サービス（看護小規模多機能型居宅介護） ●居宅介護支援	●地域密着型介護予防サービス ●介護予防認知症対応型通所介護 ●介護予防小規模多機能型居宅介護 ●介護予防認知症対応型共同生活介護（グループホーム） ●介護予防支援

このほか、居宅介護（介護予防）住宅改修、介護予防・日常生活支援総合事業がある。

出典：厚生労働省老健局「公的介護保険制度の現状と今後の役割」

・生活福祉資金貸付制度：生活に関わる経済的支援を受けたい場合
（窓口）市区町村の社会福祉協議会
・生活保護制度：生活に関わる経済的支援を受けたい場合
（窓口）住んでいる住所地を管轄する福祉事務所

❹民間保険

加入している保険内容に合わせたさまざまな給付を受けることができます。がんと診断された場合、保険金を生存中に受け取ることができる生前給付保険もあります。

（窓口）加入している保険会社

③がん相談支援センターに行こう

各地のがん診療連携拠点病院などには、がん相談支援センターを設置するよう、2018年7月31日に「がん診療連携拠点病院等の整備について」という厚生労働省健康局長通知が出されています（＊）。がん相談支援センターでは、研修を受けたがん専門相談員に無料で色々な相談をすることが可能です。公的な助成や支援の仕組みを最大限活用するために、がん相

＊ https://www.mhlw.go.jp/content/000347080.pdf

談支援センターをぜひ利用してください。

かかりつけの医療機関にがん相談支援センターがない場合は、医療相談室や地域医療連携室、住んでいる地域の障害福祉や介護保険の担当窓口などで相談できます。

医師や看護師は病気についての相談に応じてくれます。しかし、治療にかかるお金の話や治療と就労の両立などの療養生活に関しては、専門の相談員に相談することをお勧めします。

④仕事をあきらめないで！

がん患者さんは、「がんになったからもう仕事を続けていられない」とすぐに

■ 介護保険制度に関する役立つサイト

介護サービス情報公表システム
https://www.kaigokensaku.mhlw.go.jp/
地域包括支援センター、介護サービス事業所を検索できます。

介護の地域窓口
https://www.wam.go.jp/content/wamnet/pcpub/kaigo/madoguchi/
市町村の介護に関する窓口を公表しています。

育児・介護休業法のあらまし
https://www.mhlw.go.jp/bunya/koyoukintou/pamphlet/34.html
育児・介護休業等の概要、対象となる従業員、手続方法などをパンフレットにまとめています。

介護離職ゼロポータルサイト
https://www.mhlw.go.jp/stf/seisakunitsuite/bunya/0000112622.html
介護サービスや介護と仕事を両立していくために活用いただける制度の関連情報へアクセスできます。

出典：厚生労働省「介護保険制度について［40歳になられた方（第２号被保険者）向け］（令和元年12月版）」（https://www.mhlw.go.jp/content/000578862.pdf）

考えてしまうかもしれません。確かに、がん治療は定期的または継続的な通院や入院が必要となるため、就労が継続できなくなることがあります。また、治療の副作用による体力低下や身体があちこち動かしにくくなることで、以前のようには働けなくなり、就労の継続や休職後の復帰に不安や悩みを抱える方も多くいらっしゃいます。しかし、すぐに仕事をやめることは収入の低下となり、長期にわたるがん治療の継続への大きな妨げとなってしまいます。

いまや、がん患者さんの3人に1人が現役世代（15～64歳）で罹患し、就労しながらがん治療に通院している患者さんは30万人を超えました。内閣府が2013年1月に行った「がん対策に関する世論調査」によれば、現在の日本の社会はがん治療で通院しながら働き続けられる環境だとは思わないという回答が約7割、政府に力を入れてほしいがん対策については、がんの早期発見、医療機関の整備に続いて、就労困難になった際の相談・支援体制の整備が挙げられるなど、がん患者さんの就労が大きな課題となっていることがうかがえます（厚生労働省「第1回がん患者・経験者の就労支援のあり方に関する検討会」資料＊）。

■就労については下記で相談できます！

- ●職場の人事労務担当、産業医、産業看護職
- ●がん相談支援センター（がん診療連携拠点病院など）
- ●各医療機関の相談窓口
- ●都道府県労働局
- ●日本対がん協会（社会保険労務士による電話相談など）
- ●ハローワーク
- ●地域の産業保健センター　など

＊ https://www.mhlw.go.jp/file/05-Shingikai-10901000-Kenkoukyoku-Soumuka/0000037517.pdf

国は2012年度の「がん対策推進基本計画（第二期）」の重点的に取り組むべき課題として新たに「働く世代や小児へのがん対策の充実」を盛り込み、さらに2015年12月の「がん対策加速化プラン」において、実施すべき具体策の中に「ハローワークにおける就職支援の全国展開、事業主向けセミナー等の開催」「企業向けのガイドラインの策定および普及啓発」といった就労支援を挙げています。

ヒント

がんと診断されました。仕事をやめて治療に専念するべきですか？

がん治療では、入院して手術を受けるだけではなく、抗がん剤による薬物治療を数カ月以上にわたって続けることも珍しくありません。もちろん、手術による入院治療中は就労できない期間がありますが、その間は傷病手当金などの制度を利用できます。抗がん剤治療は、外来治療または短期入院を繰り返しながら続ける方法が主流になっています。いったん仕事をやめてしまうと、再就職は難しいこともあります。仕事とがん治療を両立できないか、考えてみましょう。

がん治療と就労を両立するためには、医療従事者と産業医、事業者が連携して支援していく必要があります。主治医だけではなく、がん相談支援センターにもご相談ください。治療方針が決まったら、なるべく早く相談されることをお勧めします。

がん相談支援センターでは、患者さんからの申し出を受けて担当医と産業医の連携などを仲介し「両立支援プラン／職場復帰支援プラン」を作成します。仕事を失うことは経済的な基盤を失うだけではなく、社会的な基盤を失うことにもつながります。現在の生活基盤をできるだけ維持しながら、がん治療を続けることが大切です。

⑤がんサバイバーシップ

がんサバイバーシップとは、がんサバイバーが生活で抱える身体的、心理的、社会的な問題を、社会全体で協力して解決へ導こうという概念です。多くのがんサバイバーは、治療後もさまざまな悩みを抱えて生活していくことになります。長期的な合併症や再発・転移への恐怖、人間関係、ライフスタイル、恋愛・結婚、性生活、出産・育児、介護、就学・就労、経済的な問題、どのような「キャンサージャーニー（がんの旅路）」を送るべきか、など幅広い悩みがあります。こういった課題を、がんサバイバー本人だけではなく、その周囲の人々や社会全体で協力して乗り越えていこうという考え方が求められています。

いま、がんは診断されたら死を待つしかない恐ろしい病気ではなく、さまざまな治療によって生存期間を延ばすことができ、社会復帰も可能な身近な病気になっています。今後、高齢化がさらに進むと、がんもますます増えるかもしれません。がんの予防や早期発見、早期治療だけではなく、その後の生活の自立や社会復帰を支える仕組みにも注目していく必要があるでしょう。

「From Cancer Patient to Cancer Survivor」は、２００６年に米国医学研究所が発表した、がんサバイバー支援の方針を示したリポートです。このリポートは、①がんと治療が医学的、機能的、心理社会的に患者さんにもたらす影響について認識を高めること、②がんサバイバーの質の高い健康管理を定義し、それを達成する戦略を立てること、③心理社会的支援、公正な就労制度、健康保険制度に関する施策を通じてがんサバイバーの生活の質を向上させることを目的に作成されました。がんサバイバー本人だけではなく、その家族や介護者、医療者、広く政府や国民に対しても向けられたリポートです。

日本でも、２０１８年3月に閣議決定された「がん対策推進基本計画（第三期）」において、がん患者さんが尊厳をもって安心して暮らせる社会の構築が全体目標に掲げられ、がん予防やがん医療の充実のほか、がんとの共生が分野別施策に取り上げられています。

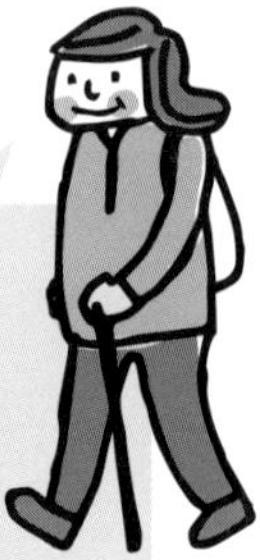

60代女性　子宮頸がん

4年前、子宮頸がんを発症し、治療するも1年後に再発して骨と肺への転移、さらに1年もたたずに再々発し、多発転移が見つかりました。抗がん剤が効かず副作用もきついため、いったん抗がん剤を中止し、痛みのコントロールをしながら2020年を迎え、楽しく普段に近い生活を送っていました。

ある日の朝、足に力が入らなくなり、昨日まで歩けていたのに自力で歩けなくなりました。どんどん痛みと痺れが増していき、緊急入院しました。主治医に「脊椎にできた腫瘍のせいだと思われますが、手術はできないので痛みを和らげていきましょう」と告げられ、昨日まで歩けていたのに寝たきりになるなんて、と家族への負担なども考え、頭が真っ白になりました。

どうしてもまた歩けるようになりたいと訴え、転院が決まりました。歩くことはもう無理と告げられた私の人生に、一筋の光が差し込んだのです！頑張ろう、がんとともに生きながら、また自分の足で歩こう、と力が湧き、気分が切り替わりました。

2週間後に手術を終え、その1週間後、感覚がなかった足が動かせています。毎日、朝が来るのがとても楽しみです。自力歩行を目標に、毎日病室に来てくださる先生に、昨日よりも一歩成長した姿を見ていただくために、自主リハビリに励んでいます。

先生がおっしゃっていた、医療者、患者、家族の三位一体のバランスの大切さをこれからも忘れずに、先生とのご縁に感謝して、前向きに人生を歩んでいきます。私に生きる力を与えてくださった先生に出会うことができて感謝しかありません。本当にありがとうございました。

「がんでも歩こう！」という考え方に共感いただいた患者さんの声

がんロコモ診療を広めようと取り組んでいる本書の編著者の先生方の施設より

70代男性　腰椎肉腫

「先生のアドバイスで、抗がん剤治療をしないという選択をして、今は歩けるようになった楽しさを感じています」と、父が申しております。娘の私からも、先生にお礼を申し上げたいと思います。

当初、少し遠いがん治療専門の大きな病院で抗がん剤治療を受ける予定でしたが、父が長時間の通院に耐えられないと訴えたことで転院先が決まりました。父の年齢や状況を考慮していただき、身体に負担のある抗がん剤治療を避けて、このまま余生を楽しめる状態での経過観察を勧めていただきました。

何度目かの診察の際に、父が「先生の顔見たら、元気がでるんです」と、ニコニコ笑ったのを見て、心から正しい選択だったと思いました。病気をしてからあまり笑わなくなった父が、先生の明るさ、元気さでリハビリも頑張ろうという気になってくれているようです。

日頃の診察の際は、順番待ちをしている患者さんもたくさんいらっしゃるので、なかなかお礼を申し上げる機会がなかったのですが、このような機会をもてて、嬉しく思っております。本当にありがとうございました。

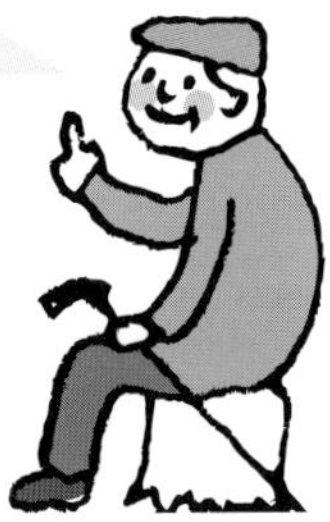

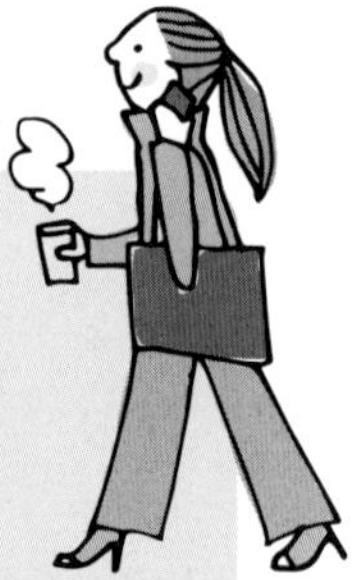

50代女性　乳がん

「え？本当に歩けるようになるの？」転院先の病院を初めて受診して「歩けるようにしてあげたい」という先生の言葉を聞いたとき、驚きで思わず声が出そうになりました。痛みがつらくて、じっと座り続けたり、ずっと立ち続けたりすることができず、唯一痛みを感じないでいられる姿勢は仰向け寝。トイレやお風呂など、家の中の移動はできるけれど、外出には車椅子が欠かせない状態でした。一人暮らしにもドクターストップがかかって実家に移り住み、仕事も休んで復職のめども立たず、また歩けるようになるなんて、半信半疑でした。

半年後、先生の言葉どおり、本当に歩けていました。復職し、毎日電車で通勤できるまでになりました。休日には外出して、買い物やイベントや食事を楽しむこともあります。「歩けない」を前提に、退職して引きこもり生活になるのでは、とネガティブな今後に思いを巡らせていたことが嘘のように思えます。

以前と完全に同じというわけにはいきませんが、それなりに「歩ける・動ける」ようになって、また日常が戻ってきました。仕事も遊びも無理せず、今の自分のできる範囲でやっていこうと考えられるようになりました。

「歩ける」と「歩けない」の差がこんなにも心のありように大きく影響するとは思いませんでした。電車やバスに乗る、仕事をする、遊びに行く、趣味を楽しむ、など特別ではない毎日の繰り返しを当たり前のように過ごせていることが、病気と付き合うという非日常に向き合う支えになっている気がします。

60代女性　脛骨骨腫瘍

　右脛骨骨巨細胞腫の手術をし、普通に歩くことができていたのですが、術後半年で再発。このとき、また歩けるようになるのか、切断しなければだめなのか？再手術を受けるまで、不安とショックでいっぱいでした。

　今では自分の足で歩いて、友人に会いに出かけたり、好きなコンサートに行けたりすることに幸せを感じています。自分の二本の足で歩けることは、最高です！治療に携わっていただいた皆さんには、感謝の気持ちでいっぱいです。

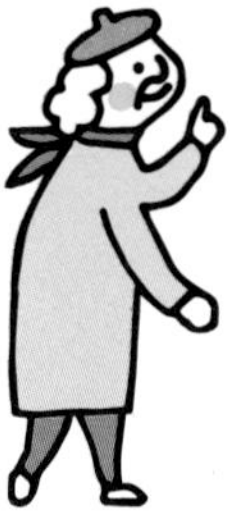

30代女性　骨盤骨肉腫

　足を切断する可能性があると聞いて、当初私は手術を全力で拒否していました。多くの人のお世話にならないといけないことに、抵抗を感じていたからです。

　主治医の先生並びに医療関係者の方々の懸命の努力の結果、足を残す手術をしていただきました。足を切断せずに残す手術は、際どい選択ではありましたが、今では杖の補助を借りながら、日常生活にはほぼ支障なく過ごせています。苦しい手術ではありましたが、家族の支えもあり、乗り越えることができました。

　足を残す手術を受けて、本当に良かったと心から思っています。治療に携わっていただいた皆様、支えてくれた家族、多くの奇跡に感謝しています。本当にありがとうございました。

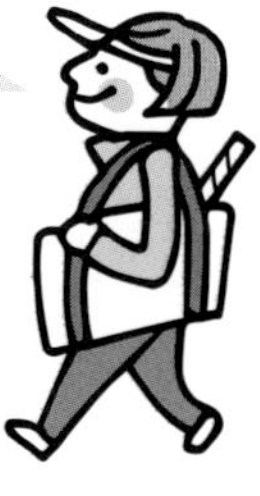

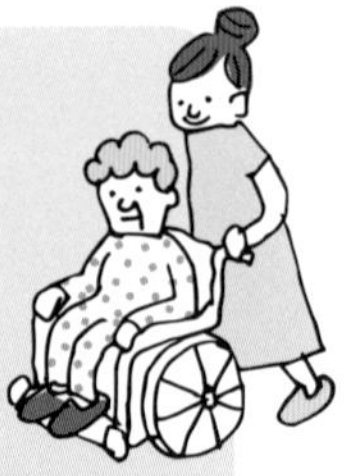

50代女性　左大腿骨骨腫瘍疑い

私は、福祉の仕事に携わって20年になります。介護が必要な状態になったとき、ご本人はもとよりその家族や周囲の生活も大きく変化し、当たり前と思っていたことが当たり前でなくなってから気づくことの多さを実感してきました。

そんなサポート役の私が、昨年の年明けから左大腿部に違和感や痛みがあり、夜も眠れない日が続くようになりました。思いきって整形外科を受診したところ、左大腿部に腫瘍らしきものがあると判明し、専門医を受診するように紹介されました。がんだとはっきり診断されたわけではなかったのですが、悪い妄想だけが膨らみ、不安なまま受診の日を迎えました。検査の所見より悪いものではないものの、半年後に再受診するよう言われました。

昨年末の再受診の結果は、特に異常所見はないので経過観察という指示。すぐに治療が必要ではないとわかった私に、先生は優しく「歩ける喜びの意味を一緒に考えていけたらいいですね」とおっしゃいました。この一言に、仕事をしていく上でも、生きていく上でも、信頼関係を築き、人の心に寄り添う大切さを改めて考えさせられ、笑顔を取り戻すことができました。目の前の患者さんや利用者の方、一人ひとりの生活をサポートする原点から再スタートしたいと思うきっかけとなりました。先生との出会いには、とても感謝しております。

介護現場は毎日が奥深く、一言では言い表せない物語も沢山あります。笑いも多くあれば、時に涙する場面もあります。昨日まで元気に過ごしていてもいつ何が起こるかわからない、それでも希望を強く持たれ、懸命にリハビリに励まれている患者さんの姿を拝見しますと、どんな状況でも一歩前に踏み出す気力を持つことが大切であると感じます。まだ経過観察中の私ですが、本当に素晴らしい先生に出会ったと感謝しております。私自身、決して諦めない強い意思を持って、今後も他人様のお役に立てるよう成長していけたらと思っています。

おわりに

すでに超高齢社会を迎えて久しい日本では、社会保障制度をどう維持していくかが大きな問題になっています。内閣府の調査によれば、65歳以上の高齢者人口は、２０１５年には約３４００万人となり、２０２５年には約３７００万人、２０４２年には約４０００万人に上るのではないかと推計されています。

高齢者人口と15～64歳（現役世代）の人口の比率をみると、１９５０年には１人の高齢者を12・１人の現役世代で支えていたのが、２０１５年には高齢者１人を現役世代２・３人で支える時代になっています。このままでは、２０６５年には１人の高齢者を現役世代１・３人で支えなければなりません。また、１９８０年には約90万人に過ぎなかった65歳以上の一人暮らし高齢者も大きく増加しており、２０１５年に約６００万人、２０２０年には約７００万人、２０４０年には約９００万人になると予測されています。

２０１６年６月には「ニッポン一億総活躍プラン」が閣議決定され、「女性も男性も、お年寄りも若者も、一度失敗を経験した方も、障害や難病のある方も、家庭で、職場で、地域で、あらゆる場で、誰もが活躍できる、いわば全員参加型の社会」の創造が今後の取り組みとして提示されました。具体的な政策には高齢者雇用の促進も盛り込まれており、生涯現役社会の実現に向けて、高齢者はできるだけ長く自立した生活を送れるような体制が求められています。

「介護」社会から「自立支援」社会へのパラダイムシフトにおいては、自分の意思で「動ける」「生活できる」ことが必要不可欠であり、医療者側にもできるだけ寝たきりを防ぐような介入が求められます。なかでも、多くの人の意識を支配するがんは、進行やその治療に伴い、痛みや骨折、麻痺など、さまざまな運動器の障害（がんロコモ）を生じ、「動ける」「生活できる」ことができなくなってきます。

これまでは、がんを取り除くことや痛みをとることがゴールとされてきましたが、治療ですべてのがんを完全に治し、以前のような健康を取り戻せるわけではありません。根治（完治）が難しいこともありますし、患者さんも家族も高齢化していくなかで、「生きる」ための治療もさることながら、「動けない」痛みを和らげて「動ける」「生活できる」ようにすることも大切です。

健康な私たちは日々、特に意識せずに生活を送っています。「歩ける」ためには、がん治療に加えてがんロコモにも目を向け、「動けない」原因を探り、がん治療に運動、食事などを加えたトータルケアが重要です。たとえがんを治すことができなくとも、「動ける」ようになれば、生活の幅が大きく広がり、予後の延長とＱＯＬのバランスをとりながら、がんとも新たに向き合うことができます。最期まで少しでも「動ける」「生活できる」幸せを目指し、がん治療と日常生活、就労、社会参加などの両立を支援するがんロコモ診療は、介護よりも自立支援を求める社会に対応しているともいえます。

「がんだから痛みがあるのは仕方ない」「がんだから動けなくても我慢しないといけない」と決めつけずに、自分が本当はどうしたいのか、素直な気持ちと向き合ってみてください。ただ、痛みをなくすことを目標にしないことも大切です。がんを治すことや痛みをとることだけに支配されず、がんであっても少しずつ、自分らしいいつもの生活ができることの幸せを感じてもらえればと思います。

本書が、自らの抱えているがんや痛みについて改めて振り返り、がんでも「歩ける」ことがなぜ重要なのか、「歩ける」ためには具体的にどうすればよいのかをお伝えできていることを願います。

最後に、本書の表紙をご覧ください。街はいつもの光景で、普段通りに人々が行き

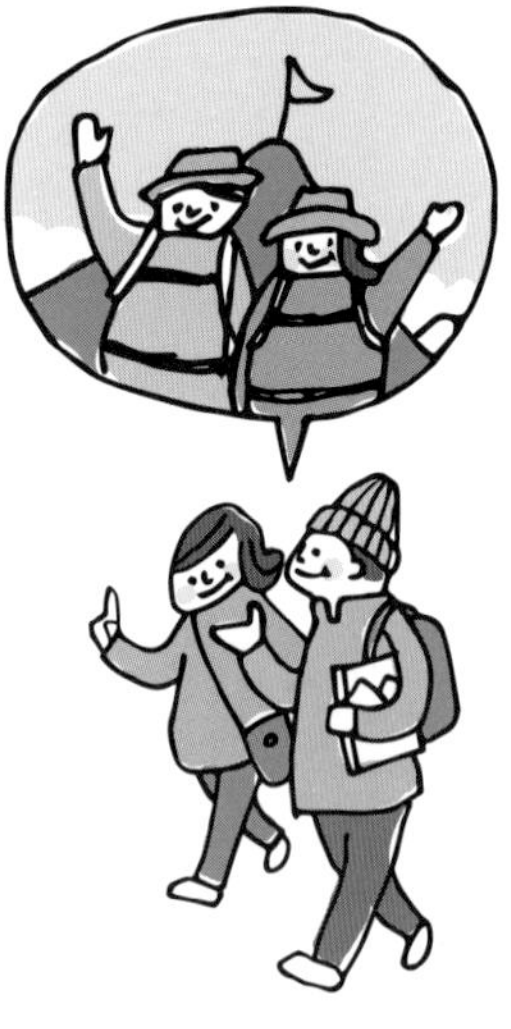

交っています。温泉や登山の話をしたり、友だちと電話をしたり、趣味や仕事のことを考えたりしています。どの人も「動ける」「歩ける」ことを特別に意識することなく、当たり前に生活しています。一方、部屋の中を見てください。医師がベッドで寝ているおじいさんに、窓の外の人たちのように「動ける」「歩ける」ようになろう、と語りかけています。さて、本書をひっくり返して裏表紙をご覧ください。孫を抱き上げて楽しく散歩している、元気になったおじいさんがいます。本書を読むことで、少しでも多くの方が、「動ける」「歩ける」「生活できる」ようになることを心から祈っております。

編著
ベルランド総合病院リハビリテーション科部長　**大島 和也**
埼玉医科大学病院救急科・緩和医療科教授　**岩瀬　哲**

監修
ロコモ チャレンジ！ 推進協議会 がんロコモワーキンググループ

執筆協力（五十音順）
帝京大学整形外科病院教授　**阿部 哲士**
帝京大学整形外科主任教授　**河野 博隆**
国立がんセンター中央病院緩和医療科／ナグモクリニック東京院　**金川 潤也**
大阪府済生会富田林病院リハビリテーション科技師長　**島﨑 寛将**
大阪国際がんセンター看護部　**田平 芳子**

がんでも歩こう！

キャンサージャーニーを豊かにする運動のすすめ

2020年3月16日　初版第1刷発行

編　著　大島 和也・岩瀬 哲
監　修　ロコモ チャレンジ！ 推進協議会 がんロコモワーキンググループ
編　集　日経メディカル開発
発行者　高尾 肇
発　行　日経メディカル開発
発　売　日経 BP マーケティング
〒105-8308　東京都港区虎ノ門 4-3-12

装丁・制作　浅川 明
イラスト　かわさきのりこ
印刷・製本　図書印刷株式会社

ISBN　978-4-931400-96-2